AMRA

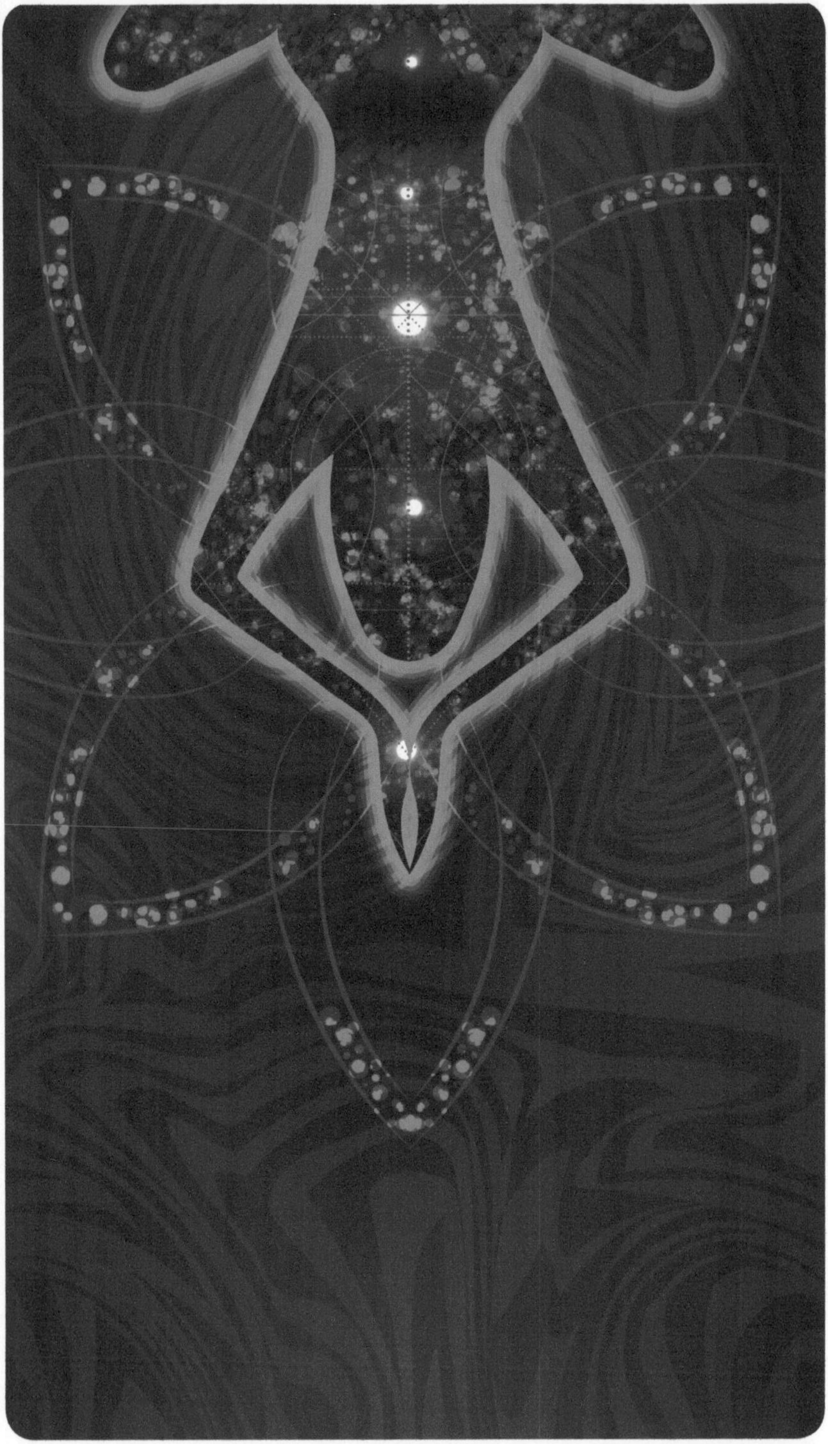

HORST KROHNE

DAS HAUSBUCH DER GEISTHEILUNG

Soforthilfe bei Alltagsbeschwerden, Unfällen und chronischen Leiden

Das Standardwerk –
mit wertvollen Illustrationen
zur Anwendung der Techniken

Überarbeitete Neuausgabe

AMRA

Besuchen Sie unseren Shop:
www.AmraVerlag.de

Ihre 80-Minuten-Gratis-CD erwartet Sie.
Unser Geschenk an Sie … einfach anfordern!

2. Auflage

Überarbeitete Neuausgabe im AMRA Verlag
Auf der Reitbahn 8, D-63452 Hanau
Hotline: + 49 (0) 61 81 – 18 93 92
Kontakt: Info@AmraVerlag.de

Herausgeber & Lektor	Michael Nagula
Einbandgestaltung	Guter Punkt
Layout & Satz	Birgit Letsch
Druck	Tschechien

ISBN Hardcover 978-3-95447-515-5
ISBN eBook 978-3-95447-516-2

Folgende Bücher von Horst Krohne sind bei AMRA erhältlich:
Geistheilung – Dialog mit der Seele. Überarbeitete Neuausgabe
Neue Sicht des Geistigen Heilens. Neuausgabe. Doppelter Umfang
Ich möchte wissen, um zu helfen! Wie Medialität Heilung unterstützt
Hausbuch der Geistheilung. Hilfe im Alltag und bei chronischen Leiden
Die Geistige Schöpfung des Lebens. Botschaften zur Entstehung der Welt
Geistheilung ist ansteckende Gesundheit. Fakten, Hintergründe, Chancen
Die Zwölf Programme des Bewusstseins. Geistiges Heilen und Lebenssinn
Geheimnis Lebenskalender. Heilen mit dem Gedächtnis des Energiekörpers
Die Zwölf Dimensionen des Lebens. Wie unser Bewusstsein aufgebaut ist

Inhalt

Geistheilung ist ein Begriff, der gern mit Wundern gleichgesetzt wird, mit Spontanheilungen in »aussichtlosen« Fällen. Und natürlich wird allgemein angenommen, dass solche wundersamen Heilungen nur von einem »allmächtigen« Heiler bewirkt werden können.

Heilung ist jedoch nichts, das »gemacht« werden kann – weder durch Geistheilung noch durch Medikamente oder irgendwelche schulmedizinischen Behandlungsmethoden. Übertragen wird lediglich eine Information, die zur Selbstregulierung führt. Dabei hat der Heiler die Funktion eines Lehrers, der den Verursacher des Leidens aufzeigt und Heilung anregt.

Der Weg des Heilers führt nicht über den Intellekt. Daher muss ein Heiler weder Medizin studiert haben noch die Leiden seiner Klienten in medizinische oder psychologische Begriffe fassen können. Es kann aber nicht schaden, wenn er die feinstofflichen Energiesysteme zumindest in ihren Grundzügen kennt, denn je besser er weiß, was er tut und warum er es tut, desto sicherer wird er seine Heilfähigkeiten anwenden können.

Ein Heiler heilt niemals mit seiner eigenen Energie, denn damit würde er sehr schnell an seine Grenzen kommen. Er ist vielmehr so etwas wie ein Kanal oder Vermittler, der auf die Kräfte des Unbewussten oder Seelisch-Geistigen vertraut, auf die Kräfte des Lebens, die ihm – und uns allen – ohnehin täglich zufließen und die er beim Heilen auf andere überträgt. Der Heiler nimmt sich zurück und lässt das durch, was man auch als das Göttliche oder das schöpferische Bewusstsein bezeichnen könnte. Das muss geübt werden, aber letztlich ist jeder Mensch dazu in der Lage, denn wir alle haben Fähigkeiten, die weit über das hinausgehen, was wir bis jetzt für möglich halten.

Es grüßt Sie segensreich,

Ihr Horst Krohne

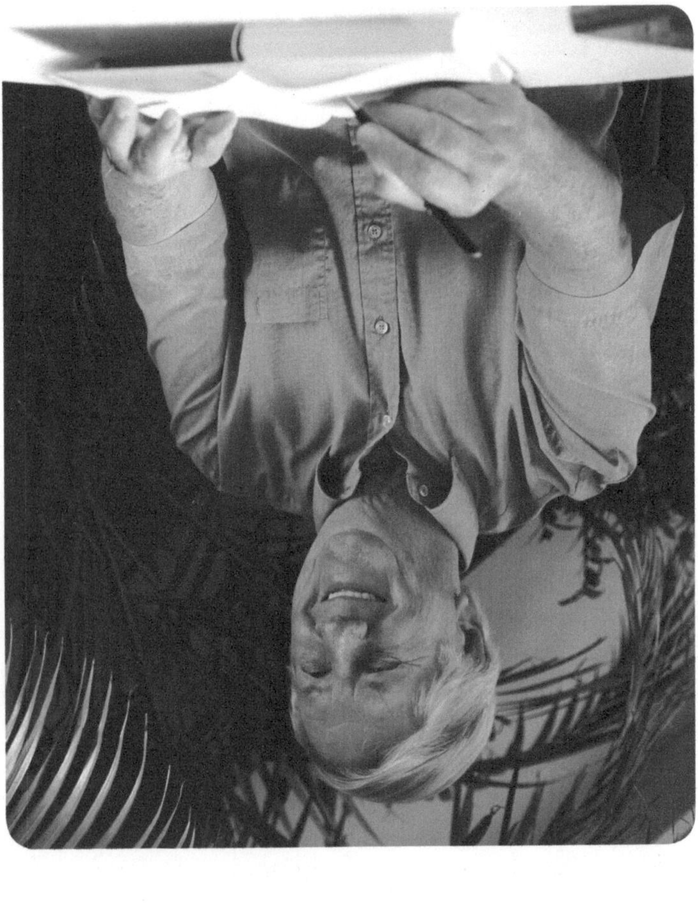

1

Grundlegendes zum Thema Heilung

Heilen ist Anteilnahme und Mitteilen

Die Anteilnahme eines Heilers kann sich auf sehr unterschiedliche Weise äußern. Bei manchen Heilern besteht sie darin, dass er mit dem Klienten spricht und sich erklären lässt, welche Beschwerden der Hilfesuchende hat. Andere Heiler messen mit Pendel oder Wünschelrute Energiestörungen aus. Wieder andere können mit außersinnlicher Wahrnehmung in den Energiebahnen und Energiefeldern Abweichungen von der Norm erkennen. Man könnte auch sagen, dass die Anteilnahme auf drei Ebenen stattfindet: Körper (das Bewusste), Seele (das Unbewusste) und Geist (das Überbewusste). Auf der körperlichen Ebene wird die Erkrankung über das gesprochene Wort, die verbale Schilderung des Kranken wahrgenommen, auf der seelischen Ebene über das Ausmessen mit Pendel oder Rute und auf der geistigen Ebene über die außersinnliche Wahrnehmung.

Auf der Basis dieser Anteilnahme, seiner Motivation und seines Wissens und Könnens entwickelt der Heiler nun seinen Behandlungsplan, der ebenfalls ganz unterschiedlich aussehen kann. Die Kunst des Heilens besteht darin herauszufinden, welche Form der Anteilnahme und der Mitteilung (Behandeln) im jeweiligen Fall eingesetzt werden soll.

Es ist nicht Aufgabe eines Heilers, seine Klienten mit Worten über die psychosomatische Bedeutung ihres jeweiligen Krankheitsbilds zu informieren. Lassen Sie mich an einem Beispiel verdeutlichen, was ich damit meine:

Wenn ein Klient mit Knieschmerzen zu einem Heiler kommt, der sich mit Psychosomatik auskennt, wird dieser gleich wissen: Das ist ein unbeugsamer Mensch, und deswegen verhärtet er in den Knien. Es macht jedoch keinen Sinn, einem Klienten so etwas zu sagen. Vielmehr geht es darum, ihn dort aufzufangen, wo er gerade ist: in seinem Knieschmerz.

Als Heiler wissen wir, dass wir dem Unbewussten des Klienten Hilfe anbieten müssen, indem wir die Informationen im Gesamtbewusstsein (Körper und Seele) verändern, die zu den Schmerzen geführt haben. Die Fehlfunktion des Körpers ist ursprünglich nämlich nichts weiter als ein Fehlverhalten des Gesamtbewusstseins, das nun durch harmonische, vollkommene Energie korrigiert wird. Der Körper folgt dann ganz von allein. Der Heiler muss dem Klienten nicht erklären, dass er seine Krankheit mit diesen und jenen Eigenschaften selbst »verschuldet« hat. Vielmehr ersetzt er diese Eigenschaften vorübergehend durch Vollkommenheit. Dabei spürt der Heiler oft den Entstehungsgrund der Fehlfunktion. Nun ist es am Kranken, die Botschaft anzunehmen. Wenn er sie nicht annimmt, wirkt die Heilung nicht.

Noch einmal: Der Heiler schickt dem Kranken Vollkommenheit; das Bewusstsein des Kranken reagiert und verändert das Krankheitsbild (Symptom) für die Zukunft. Um diesen Vorgang zu verdeutlichen, kann der Heiler dem Klienten vor der Behandlung vielleicht noch erklären, dass er ihm jetzt eine Vollkommenheitsenergie schickt, die sein Leben einfacher machen wird, und dass die Heilung auf einer unsichtbaren Ebene stattfindet (Energiemuster: Chakren und Meridiane). Damit gibt er dem Kranken Trost und die Gewissheit, dass etwas geschieht – etwas, das der Kranke eigentlich selbst geschehen lassen müsste und auch könnte, wenn er dahinter gekommen wäre, was er im Leben falsch gemacht hat. Die Störung wird also zunächst von außen durch den Heiler reguliert und harmonisiert.

Wenn man nun weiß, dass ein bestimmtes Chakra oder ein bestimmter Meridian hauptsächlich für die jeweilige Störung verantwortlich ist, kann man das Ganze noch dadurch unterstreichen, dass man gezielt genau die Affirmationen aussucht, die hierzu passen. Diese Affirmationen kann man dann mehrmals wiederholen und zusätzlich aufschreiben und dem Heilungssuchenden mitgeben, damit er sie selbst immer wieder lesen und vor sich hin sprechen kann.

Welche Voraussetzungen muss ein Heiler erfüllen?

Die Erfahrungen, die in meinen Heilkursen gemacht wurden, haben gezeigt, dass jeder Mensch ein Heiler für andere Menschen sein kann. Auch Sie! Allerdings müssen auf Ihrer Seite die folgenden Bedingungen erfüllt sein:

- **Der Wunsch zu heilen.** Sie müssen den Wunsch haben zu heilen. Doch prüfen Sie die Motive, die diesem Wunsch zugrunde liegen. Wenn Sie versuchen, ein Kanal für Heilkraft zu werden, und dies nicht aus Liebe tun, kann es sein, dass Sie die Probleme derer, die Sie eigentlich heilen wollen, noch verstärken. Heilen ist immer und in jedem Fall Liebe. Wenn Sie sicher sind, dass Ihre Motivation einzig und allein auf dem Wunsch beruht, in Liebe zu Gott und seinen Geschöpfen Heilkraft zu übertragen, und wenn Sie außerdem davon überzeugt sind, dass Sie nur im Dienst einer höheren Kraft helfen können, ist die erste Bedingung erfüllt.

- **Echtes Mitgefühl.** Sie müssen echtes Mitgefühl für die Kranken und Leidenden empfinden. Mitgefühl ist etwas anderes als Mitleid! Sie leiden nicht mit dem Kranken mit und sehen ihn auch nicht als hilflos und unvollkommen an. Vielmehr schenken Sie ihm seelische Anteilnahme und empfinden Sympathie und Liebe für ihn. Wenn Sie jeden Menschen als einen vollkommenen Ausdruck des göttlichen Plans ansehen, und zwar ungeachtet seiner Herkunft, Erscheinung oder Religion, haben Sie eine weitere Bedingung erfüllt.
- **Die tiefe Überzeugung, dass der geistigen Kraft und dem göttlichen Willen alles möglich ist.** Wenn Sie beim Heilen Ihren Verstand sprechen lassen und nicht die Kraft Ihrer Seele, denken Sie vielleicht: »Hoffentlich kann ich helfen« oder »Ich hoffe, es wird ein bisschen besser«. Wenn Sie jedoch erkannt haben, dass Ihr eigenes Denken Sie einschränkt, der Heilstrom aber nur fließen kann, wenn Sie alles in seiner Vollkommenheit sehen, ist eine weitere Voraussetzung erfüllt.
- **Gedankenhygiene.** Wenn Sie erkannt haben, dass Ihr Denken Sie einschränkt, weil Sie noch Glaubensätze pflegen, die Sie klein und unvollkommen machen, sollten Sie daran arbeiten. Seien Sie sich stets bewusst, dass es beim Geistigen Heilen nicht auf Ihren Intellekt ankommt. Vielmehr sind Vernunft und Herzensgüte gefragt, und Gedankenhygiene ist unerlässlich. Niemals dürfen Sie zulassen, dass Sie in negativen Begriffen denken oder sogar sprechen, indem Sie zum Beispiel sagen: »Die Behandlung wird Ihnen *unheimlich* gut tun«, »Ihre *teuflische* Krankheit werde ich verbrennen und ausrotten«, »Meine Behandlung kann Ihnen *wahnsinnig* gut helfen.« Denken Sie in Vollkommenheitsbegriffen und ma-

chen Sie sich auch nicht klein, indem Sie beispielsweise sagen: »Vielleicht kann ich Ihnen *ein bisschen* helfen.« Besonders während einer Behandlung müssen all Ihre Gedanken voller Harmonie und Liebe sein. Nur wenn Liebe und Harmonie in Ihnen sind, können Liebe und Harmonie – also Heilung – durch Sie hindurch fließen. Lassen Sie nie zu, dass Ihre Gedanken während einer Behandlung negativ oder emotional werden, denn das könnte dazu führen, dass Sie Ihre eigenen Disharmonien auf den Klienten übertragen.

Jeder Kranke heilt sich selbst

Nun sind seitens des Heilers sämtliche Voraussetzungen erfüllt, aber Heilung kann dennoch erst dann stattfinden, wenn der Verursacher der Krankheit erkannt und aufgelöst wurde. Und Verursacher gibt es viele. Jeder Mensch reagiert absolut individuell auf die Einflüsse, denen er ausgesetzt ist, und sehr viele Krankheitsverursacher liegen außerhalb dessen, was wir wahrnehmen können. Es bleibt uns daher nichts anderes übrig, als auf die Selbstheilungskräfte zu vertrauen, die allem, was lebt, innewohnen. Heilung ist und bleibt ein persönlicher Prozess, den wir niemandem abnehmen können. Ob wir nun Informationen, Heilmittel, Energieübertragung oder sonstige Behandlungen anbieten – annehmen und nutzen kann sie nur der Kranke selbst.

Wann Geistheilung wenig Wirkung zeigt

Geistiges Heilen ist eine hervorragende Methode zur Soforthilfe bei Krankheiten und Beschwerden und kann außerdem begleitend und unterstützend zu jeder anderen Therapie eingesetzt werden, aber sie hat ihre Grenzen. Meine Erfahrung hat gezeigt, dass besonders erfolgreiche Heiler ihre eigenen Grenzen kennen und mit Ärzten, Physiotherapeuten, Psychologen und anderen Fachleuten zusammenarbeiten.

Es gibt immer Fälle, in denen die Übertragung von Heilenergie wenig Wirkung zeigt. Gründe dafür gibt es viele, zum Beispiel Mangelerscheinungen aufgrund einseitiger Ernährung, Belastung durch Strahlen, Schwermetalle und Umweltgifte, Medikamentenmissbrauch und so weiter auf der körperlichen Ebene sowie unverarbeitete Erlebnisse, Urängste, lebensverneinende Glaubenssätze, starke Abhängigkeit von anderen Menschen und so weiter im seelischen Bereich. Dann muss zunächst einmal dafür gesorgt werden, dass die entsprechenden Krankheitsverursacher neutralisiert werden. Wenn beispielsweise eine Schwermetallbelastung durch Amalgamfüllungen vorliegt, kann nur ein Zahnarzt helfen. Wenn die Erkrankung durch Erdstrahlen oder eine Wasserader hervorgerufen wurde, sollte ein Wünschelrutengänger oder ein Baubiologe die Situation klären. Seelische Belastungen erfordern einen Psychologen. Und wenn ein Nerv eingeklemmt ist, weil sich ein Wirbel verschoben hat, sollte ein Chiropraktiker hinzugezogen werden, der das Problem mechanisch lösen kann.

Schulmedizin und Geistheilung

Schulmedizin und Geistheilung gehören zwei verschiedenen Dimensionen an und können nicht miteinander verglichen werden. Ein Miteinander kann es nur geben, wenn sie sich gegenseitig akzeptieren, wie es schon seit langer Zeit in England der

Fall ist. Dort kann der Klient selbst entscheiden, ob er zusätzlich zur Schulmedizin einen Heiler in Anspruch nehmen möchte. In mehr als zweitausend britischen Krankenhäusern gibt es medizinisches Personal, das zusätzlich im Geistigen Heilen ausgebildet ist. Auch in vielen Krankenhäusern in den USA wird das Personal in der Polarity-Methode geschult.

Die allermeisten Heiler, die in Deutschland, Österreich und der Schweiz leben und wirken, sehen sich nicht als Ersatz für einen Arzt, im Gegenteil: Meist betonen sie ausdrücklich, dass ernsthafte Erkrankungen zunächst von einem Arzt behandelt werden müssen, und stehen nur für den Fall zur Verfügung, dass der Klient nicht auf die schulmedizinischen Anwendungen anspricht. Dann sind sie gefordert.

Wir raten allen von uns ausgebildeten Heilern, die folgende Information in ihrer Praxis auszuhängen:

Lieber Klient,

bitte lesen Sie diese Information aufmerksam, bevor Sie dem Heiler/der Heilerin Ihre Wünsche antragen.

Wir stellen keine medizinischen Diagnosen und führen auch keine Therapie oder Behandlung im medizinischen Sinne durch.

Die Hilfe eines Heilers ist eine Handlung zur Wiederentdeckung oder Wiedererlangung beziehungsweise zur Stärkung Ihrer körpereigenen Selbstheilungskräfte.

Wir weisen ausdrücklich darauf hin, dass wir nicht über medizinische Kenntnisse und Fertigkeiten verfügen.

Das bedeutet, dass unsere Behandlung keine ärztliche Behandlung ersetzen kann. Eine Zusammenarbeit mit der Schulmedizin halten wir für sehr wichtig.

Bitte brechen Sie eine laufende ärztliche Behandlung auf keinen Fall ab und schieben Sie eine notwendige Behandlung durch den Arzt nicht auf.

Wir geben keine Heilversprechen ab, und es obliegt Ihrer freien Entscheidung, eine Sitzung abzubrechen oder zu einem späteren Zeitpunkt zu wiederholen.

Ihre Heiler/Energiebehandler

In den vielen Städten, in denen ich Vorträge und Seminare gebe, lerne ich immer wieder Ärzte und Psychologen kennen, die mich in ihre Praxis einladen und bereit sind, zum Wohle ihrer Klienten mit mir zusammenzuarbeiten. Die Klienten begrüßen diese Zusammenarbeit sehr, doch nicht nur sie profitieren, sondern auch der Arzt, weil er Krankheit und Heilung aus einer anderen Perspektive erfährt.

Einer der Ärzte, mit denen ich zusammenarbeite, sagte einmal: »Seit Sie in meiner Praxis tätig sind, habe ich einen anderen Klientenkreis bekommen. Ich werde den Eindruck nicht los, dass die Menschen mich nicht mehr für den sturen Schulmediziner halten. Auf jeden Fall haben wir jetzt einen ganz anderen Zugang zueinander.«

Als Heiler gehen wir davon aus, dass das Bewusstsein mit seinen Informationsfeldern alle körperlichen Prozesse steuert: die Körperchemie, den Auf- und Abbau der Zellen, Heilung und

Regeneration. Besonders die Informationsfelder, die schulmedizinisch/anatomisch nicht lokalisierbar sind, aber auch die Nerven, Chakren und Meridiane mit all ihren Verknüpfungen, haben einen hohen Stellenwert für unsere gesamte Lebendigkeit. Je mehr ein Heiler über diese Energiestrukturen weiß, je genauer er sie wahrnehmen und je besser er sie nutzen kann, desto kraftvoller und zielsicherer kann er wirken.

Daher möchte ich, bevor wir zu den einzelnen Krankheitsbildern und ihren Behandlungsmöglichkeiten kommen, das Chakren- und Meridiansystem beschreiben.

2

Die Chakren und das Geist-Körper-System

Das System als Ganzes

Der Begriff Chakra (wörtlich: Rad, Kreis) kommt aus der indischen Energielehre und bezeichnet bestimmte Zonen/Punkte im feinstofflichen Körper, an denen Seelisches und Körperliches ineinander übergeht und sich durchdringt.

Es gibt sieben Hauptchakren, die entlang der vertikalen Achse des menschlichen Körpers aufgereiht sind. Zwischen dem untersten (Wurzel-)Chakra und dem obersten (Scheitel-)Chakra besteht eine dynamische energetische Verbindung, die in der indischen Tradition Kundalini genannt wird. Die Kundalini-Kraft bewegt sich in drei vertikalen Energiesträngen. Der Hauptstrang (Sushumna) verläuft parallel zur Wirbelsäule und wird von den beiden anderen Strängen (Ida und Pingala) locker umwunden. Mit der Energiedichte im Subsystem dieser drei Stränge steht und fällt die Vitalität eines Menschen.

Das Erscheinungsbild eines Chakras ist mit Worten nur schwer und unvollkommen zu beschreiben, da es sich auf der feinstofflichen Ebene manifestiert, also jenseits dessen, was wir mit unseren fünf Sinnen wahrnehmen können.

Die vielleicht einfachste und klarste Beschreibung lautet: eine spiral- und trichterförmige, wirbelnde Energieverdichtung. Die große Öffnung des »Trichters« ist dabei gleichbedeutend mit dem Beginn der Energiekonzentration und liegt außerhalb des Körpers. Von hier aus verdichtet sich die Energie in strudelartigen Bewegungen, die zum eigentlichen Zentrum des Chakras führen, einem diskusförmigen Wirbel von fünf bis zehn Zentimetern Durchmesser.

Wurzelchakra und Scheitelchakra sind insofern besonders, als die Energie hier von unten und oben einströmt, während die fünf mittleren Chakren ihre Energie von vorn und hinten erhalten. Forschungsergebnissen des Instituts für Religion und Psychologie in Tokio zufolge hält dieses permanente »Einstrudeln« den kontinuierlichen Transformationsprozess einer einpoligen Energie aufrecht, über deren nähere Eigenschaften man allerdings noch nichts weiß.

Offenbar werden in jedem Chakra Tausende von unterschiedlichen elektromagnetischen Frequenzen erzeugt, was dazu führt, dass Sensitive und Chakrasichtige unterschiedliche Beschreibungen des von ihnen Wahrgenommenen abgeben, je nachdem, auf welche Wellenlänge sich ihr Wahrnehmungsvermögen einschwingt.

Fast widersprüchliche Aussagen über das Chakrensystem resultieren aus der Tatsache, dass es nur sehr wenige hellsichtige Menschen gibt, die alle Wellenbereiche des Energiespektrums wahrnehmen können.

Chakren werden nicht nur in ihrer »energetischen Gestalt«, sondern auch als Farben wahrgenommen.

Da jede einzelne Farbe in unserer Wahrnehmung eine bestimmte Wellenlänge des Lichts repräsentiert, können die Chakren in aufsteigender Reihenfolge den Frequenzen der folgenden Farben zugeordnet werden – eine Zuordnung, die sich übrigens international durchgesetzt hat, aufsteigend von unten, dem Wurzelchakra.

Wurzelchakra	Rot
Sakralchakra	Orange
Milzchakra oder Solarplexus	Gelb
Herzchakra	Grün
Halschakra	Blau
Stirnchakra	Violett
Kronenchakra	Weiß

Da das sogenannte »reine« weiße Licht in Wirklichkeit alle Frequenzen des Lichtspektrums und damit alle Farben enthält, kann das siebte Chakra auch in allen Farben aufleuchten oder wie Perlmutt glänzen.

Chakrenenergie ist Geist-Seelen-Energie. Sie dirigiert alle Lebensvorgänge im menschlichen Körper und alle anderen daran beteiligten Energiesysteme. Es ist das uns Unbewusste. Dazu gehören die Erzeugung und Steuerung von Nervenenergie beziehungsweise Bioelektrizität, das biomagnetische System, die Meridiane oder Akupunkturbahnen und das Zusammenwirken aller Energiebereiche, unser gesamtes Denken und Fühlen sowie die Verarbeitung der vielfältigen Sinneseindrücke. Außerdem steuert jedes Chakra ganz bestimmte endokrine Drüsen. Mittels der Hormone und Enzyme ist es in der Lage, alle körperlichen Funktionen zu beeinflussen. Es löst Heilungsprozesse aus, reguliert die Tätigkeit des Immunsystems, ermöglicht die Zellregeneration und hält die Organfunktionen sowie alle Stoffwechselprozesse aufrecht.

Jedes einzelne Chakra hat ganz spezielle Aufgaben, sowohl im physischen als auch im energetischen Bereich. Die Eigendynamik der einzelnen Chakren ist allerdings von Mensch zu Mensch verschieden, und ihre Stärke oder Schwäche entscheiden über das allgemeine Wohlbefinden. Ob es unsere willentliche Kraft (Wurzelchakra), das Verarbeiten von Eindrücken (Milzchakra) oder das Zusammenspiel der fünf Sinne (Stirnchakra) ist – alles wird von der geistig-seelischen Kraft in den Chakren bestimmt. Abweichungen von der normalen Eigendynamik eines Chakras führen zu psychosomatischen Erkrankungen, beispielsweise dann, wenn das Zusammenspiel zwischen Energie- und Körperebene aufgrund von Spannungslosigkeit zusammenbricht oder aufgrund von Überspannung Überreaktionen produziert.

Das Kommunikationsnetz aller Chakren untereinander wird traditionell Nadisystem genannt. Sein Erscheinungsbild gibt Auskünfte über Charaktereigenschaften, Neigungen, Bedürfnisse, Stärken und Schwächen eines Menschen.

Sämtliche Anomalien im Chakrensystem, ob Verzerrungen im Nadisystem, wie Loslösungen von der Kundalini oder energetische Deformationen einzelner Chakren, sprechen auf Geistheilung (das heißt letztlich auf die Übertragung von Chakrenenergie) an, nicht aber auf Allopathie und nur schwach auf Homöopathie und Psychotherapie.

Geistheilung bewirkt eine energetische Regulierung, die das Unbewusste anspricht, damit es erkennt: So geht es besser. Diese Regulierung ist in den unteren Chakren einfacher zu bewerkstelligen als in den oberen Chakren (Hals-, Stirn- und Scheitelchakra). Bei Störungen in den oberen Chakren muss der Hilfesuchende durch Vergleiche erkennen, was besser für ihn ist. Er muss umdenken lernen. Im Bereich der unteren Chakren können emotionale Felder dadurch korrigiert werden, dass der Heiler die Energie ableitet und ausgleicht, also praktisch Ventile öffnet und den Druck wegnimmt. Dadurch lernt der Gesamtorganismus oft sehr schnell, wie ein gesunder Zustand zu erreichen ist.

Eine Veränderung der energetischen Struktur, egal welcher Art, ist immer mit einer Veränderung der Lebenseinstellung verbunden. Dieser Wandel kann im Bewusstsein stattfinden – im Denken, Fühlen und Handeln – oder tief im Unbewussten, indem sich grundlegende seelische Strukturen, die Regelkreise des Lebens, verändern.

Heilungen über das Chakrensystem vermögen auf allen Ebenen zu wirken: psychisch, körperlich und psychosomatisch. Eine Heilung am einzelnen Chakra oder am Gesamtsystem wird aber erst dann von Dauer sein, wenn sie von entsprechenden Bewusstwerdungsprozessen begleitet ist.

Die Wirkungsweise der einzelnen Chakren

Es sei daran erinnert, dass die Chakren nicht nur Transformatoren rein geistiger Energie sind, sondern auch als Energiewandler zwischen allen bioenergetischen Feldern fungieren. Sie transportieren Energie und wandeln sie, nehmen mehr Energie auf, wenn mehr gebraucht wird, und strahlen sie zurück, wenn ein Energieüberschuss vorhanden ist. Sie sind in jeder Hinsicht die Schaltstellen des Lebens.

Das Chakrensystem weist zwölf strudelnde Öffnungen auf (siehe Abbildung 1). Die Zahl zwölf wirkt in allen Bereichen als stabilisierende und harmonisierende Kraft: in der Zeitmessung, in der Musik (zwölf Halbtöne in der Oktave), in der Einteilung des Himmelsäquators (zwölf Sternzeichen) … Der Beispiele gibt es viele, und in jedem Fall scheint das »runde Dutzend« Einteilung, Maß und Harmonie zu signalisieren. So

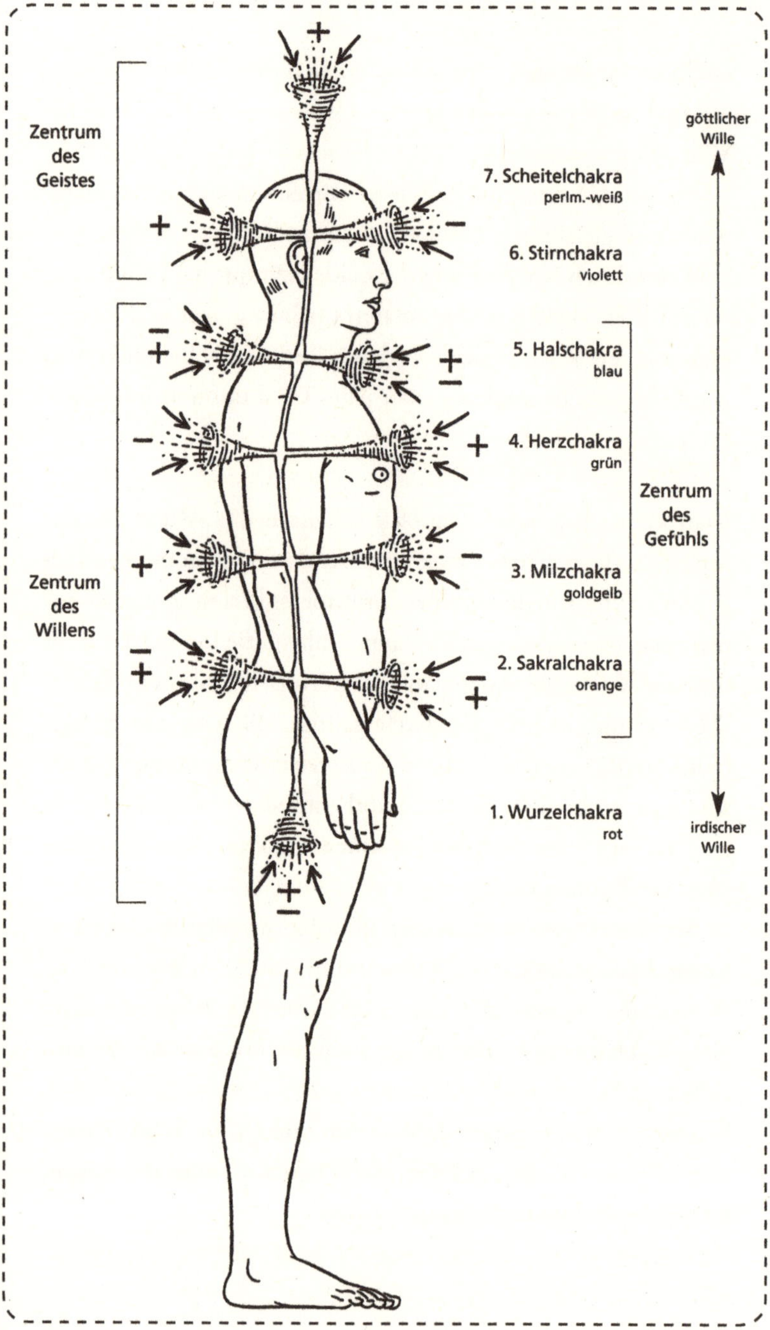

Abb. 1. Chakrenüberblick

auch im Chakrensystem: Seine wirbelnden Öffnungen sind ein Garant für die Wahrung der Ordnung einerseits und für Wandlung andererseits.

Bei den Chakren haben wir es mit einem äußerst dynamischen und gleichzeitig stabilen System zu tun.

Wenn durch Krankheits- oder Leidenssymptome Unordnung oder Einseitigkeiten in der polaren Ordnung unserer Bioenergien auftreten, kann der Ausgleich über das Chakrensystem wiederhergestellt werden – über jedes Chakra für sich und alle gemeinsam im Verbund.

Man kann auch sagen, dass die Chakren das »Zuhause« der Seele sind. Jedes Chakra versorgt unser Bewusstsein mit ganz bestimmten Informationen. Der Lernprozess besteht in der Wahrnehmung dieser geistigen Vollkommenheit, die uns durchströmt und das Wunderwerk der Schöpfung – unseren Körper – belebt. Wenn es uns als Individualseele gelingt, die geistigen Ströme richtig in die materielle Ebene (Körperbewusstsein) zu übersetzen, sind wir gesund, glücklich und zufrieden.

Wenden wir uns nun den einzelnen Chakren mit ihren jeweiligen Funktionen zu.

Bei diesen Einzelbetrachtungen dürfen wir allerdings nie vergessen, dass jedes Chakra nur ein Teil des Gesamtsystems ist. Wir können mehrere gut ausgeprägte Chakren haben und doch viele Probleme, wenn sich möglicherweise nur eine einzige Unvollkommenheit zeigt.

So, wie die Tragkraft einer Kette von ihrem schwächsten Glied bestimmt wird, prägt das schwächste Chakra in unserem System unsere gesamte Lebensqualität.

Das Wurzelchakra

Lage	am Ende der Wirbelsäule, am Steißbein
Farbe	Rot
Stichworte	»Schule der Moral, Angst«; Antriebskraft, Energie, Willenskraft, Vitalität, Durchhaltevermögen, Kampfgeist, Siegeswillen, Fleiß, Empfinden für die eigene Körperhaltung, Körperbewegung und Berührung
Körperliche Ebene	Beine, Knochen, Muskeln, Sehnen, Bänder, äußere Fortpflanzungsorgane, Drüsenfunktion, Bewegung durch Raum und Zeit, Balance
Störungen im Energiefluss bewirken	Veränderung der Farbe in Richtung Rotbraun; Antriebsschwäche, Müdigkeit, Kraftlosigkeit, Fluchttendenz, Nachgiebigkeit, Faulheit

Affirmationen

- *Ich liebe das Leben.*
- *Ich freue mich auf jeden Tag und mache wundervolle Erfahrungen.*
- *Mut und ein gesundes Selbstwertgefühl bestimmen mein Leben.*
- *Entspannt und friedlich nehme ich alle Erfahrungen an.*
- *Überall finde ich Gutes für mich und gehe freudig auf weitere Dimensionen zu.*
- *Ich vertraue und akzeptiere mein Vorwärtsgehen.*
- *Ich bin ein lebendiger Liebender, ein freudiger Ausdruck des Lebens.*

- *Ich erhebe mich über frühere Begrenzungen und kann die Fülle des Lebens freudig annehmen.*
- *Ich bin fest verankert in der Liebe und Freude.*
- *Liebe und Freude bestimmen meinen Weg.*
- *Ich habe die Kraft, die Stärke und das Können, einfach alles im Leben zu bewältigen.*
- *Von heute an wird für mich alles besser und besser.*

Das Wurzelchakra liegt am unteren Ende der Wirbelsäule, am Steißbein. Das Besondere an diesem Energiezentrum ist, dass es über die Kundalini mit dem Scheitelchakra verbunden ist. Die vom obersten Chakra einfließende geistige Energie ist nach heutigem Wissen einpolig und wird von Sensitiven als blauer Energiestrang wahrgenommen. Unten angekommen, im Zentrum des Wurzelchakras, wird die einfließende in bipolare Energie aufgebrochen. Dabei entsteht eine wirbelnde Dynamik, die von weiter unten her, durch den Raum zwischen den Oberschenkeln, irdische Energie ansaugt – durch den für alle Chakren typischen trichterförmigen Strudel. Vom Wurzelchakra aus winden sich zwei Energiestränge, Ida und Pingala genannt, spiralig um den »blauen Strahl« nach oben und vereinen sich im Scheitelchakra. Diese drei Energiebänder wurden schon vor Tausenden von Jahren in indischen Texten beschrieben und als Lebens- und Vitalitätsachse erkannt.

Die Energie vom Wurzelchakra wird aus der Einheit des Geistigen geboren und mit irdischen Energien verstärkt. Sie trägt also die Polarität in sich und bildet im Physischen wie im Psychischen die tragende Kraft unserer Vitalität. Bei vielen meiner Klienten, die über Antriebsschwäche, Müdigkeit oder Kraftlosigkeit klagen, zeigt sich eine geschwächte Energie, die oft unter fünfzig Prozent des Normalwertes liegt. Aus dem schönen warmen Rot, das sonst hier leuchtet, ist dann ein Rotbraun oder ein Rot mit dunklen Flecken geworden.

Das Wurzelchakra ist der Repräsentant unseres Willens. Die beiden aufsteigenden Energiebänder sind Indikatoren für die aktiv/passive Polarität unserer Absichten und unseres Verhaltens. Das Wollen oder Nichtwollen, Handeln oder Nichthandeln »fließt« nach oben zu den anderen Chakren und beeinflusst deren Entfaltung. Ist der aktive Wille stark, zeigen wir Durchhaltevermögen, Kampfgeist, Siegeswillen und Fleiß. Überwiegt hingegen der passive Aspekt, wird aus Durchhaltevermögen Flucht, aus Kämpfen Nachgeben, aus Fleiß Faulheit. Wenn die Kräfte ausgeglichen sind, »stehen wir fest mit beiden Beinen auf der Erde« und legen ein ausgewogenes Verhalten an den Tag. Dieses Tun oder Nichtstun wird im Wurzelchakra aus der Einheit des Geistes in die Polarität gehoben. Es ist unser freier Wille, der diese Entwicklung entscheidend gestaltet.

Unsere Seele, die als Übersetzer des Geistigen ins Irdische fungiert, kann Willensenergien aus dem Wurzelchakra mobilisieren, die ausreichen, um Leid und Karma anzunehmen und auszuleben. Diese Kräfte können so zwingend sein, dass wir uns im individuellen wie im kollektiven Bereich richtiggehend quälen müssen, um überhaupt etwas zu erreichen. Sie können aber auch genau das Gegenteil bewirken, zum Beispiel, dass wir uns von allen Bindungen wie Heimat, Familie, Rasse, Beruf und anderen kollektiven und individuellen Zugehörigkeiten lösen. Die geistige Kraft, die von oben in das Wurzelchakra einströmt, bringt uns unter bestimmten karmischen Bedingungen dazu, uns so oder so zu verhalten, um dieses oder jenes zu durchleben. Wir haben einen freien Willen, aber nicht immer können wir tun, was wir tun wollen. Unsere Willensfreiheit wächst in dem Maße, in dem wir uns dieser Kräfte bewusst werden und den

Sinn des Lebens erfassen. Unsere Seele, unser Bewusstsein lernt und wächst mit dem Körper, durch den Körper und über den Körper hinaus. Unser Körper und unsere Verbundenheit mit anderen Menschen, mit der Umwelt und der Natur ebnen uns den Weg zur Vollkommenheit.

Auf der körperlichen Ebene belebt das Wurzelchakra unsere Beine und stellt Energie bereit, die dem Aufbau und Erhalt der Knochen, Muskeln, Sehnen und Bänder dienen. Wie wir noch sehen werden, werden das Zellwachstum und die Zelldegeneration vom Herzchakra gesteuert, aber die Energie dafür kommt von der Willenskraft des Körpers. Wenn kranke oder schwächliche Menschen sagen: »Mein Körper macht nicht mehr mit«, sprechen sie genau das an, was ich hier gerade erkläre.

Das Wurzelchakra aktiviert auch die äußeren Geschlechtsorgane und beim Mann zusätzlich noch die Triebkräfte. Beim Mann liegen nämlich alle Geschlechtsorgane und die dazugehörigen Hormondrüsen im Bereich vom Wurzelchakra, bei der Frau nur einige. Daraus ergeben sich beträchtliche Unterschiede im Ausdruck des Sexuellen. Zum Beispiel kann die Sexualität des Mannes dumpfe oder gar fanatische Formen annehmen. Für die Vereinigung ist jedoch das zweite Chakra zuständig. Hier, auf etwas höherer Ebene, lernen Frau und Mann, die Gegensätze auszugleichen, animalische Verhaltensweisen zu überwinden und ihre Sexualität in Richtung einer idealen Liebesauffassung zu entwickeln.

Einer der wichtigsten Prozesse, vielleicht der wichtigste überhaupt, besteht darin, die Kräfte vom Wurzelchakra zu transformieren und in die Bereiche der anderen Chakren zu heben. Diese Kräfte können beträchtlich sein. Wenn bei medialen Menschen oder Heilern psychokinetische Kräfte erkennbar werden, baut sich im Wurzelchakra eine Energiemenge auf, die das Normale um ein Vielfaches übersteigt. Mediale Wurzelchakra-Energie ist atomare Kraft. Sie kann im Verbund mit der Energie höherer Chakren in alle Chakren einfließen und physische Veränderungen bewirken, die außerhalb jeder Erklärbarkeit liegen.

Die Schwierigkeit liegt in der Beherrschbarkeit der meist unbewussten Energien des Wurzelchakras. Diese mediale Kraft kann auch auf zerstörerische Weise eingesetzt werden. Dann führt der Kampfes- und Siegeswille zu Verletzung und Unterdrückung anderer. Hellsichtige Menschen erkennen die betonte Ausübung von Macht und Gewalt an einem hellroten Wurzelchakra von circa zehn Zentimeter Durchmesser. Oft erscheint dieses Zentrum auch unrund, flackernd oder ausgefranst. Dies ist ein Hinweis auf Fehlfunktionen im Physischen, zum Beispiel Hämorrhoiden, Blasenschwäche oder Störungen im Energiefluss der Beine.

Das Sakralchakra

Lage	im Unterbauch
Farbe	Orange
Stichworte	»Läuterung von Körper und Geist«; Standpunkt im Leben, Kreativität, Sinnlichkeit und Sexualität, Unterscheidungsvermögen (über das Unvollkommene die Vollkommenheit verstehen lernen), »Entgiftung« des Bewusstseins, Freigiebigkeit, Nachsicht, Vergangenheitsbewältigung

Körperliche Ebene	Ausscheidung, Basis des Gesuchssinns, Haut und Schleimhäute, Bindegewebe, Nieren und Harnleiter, absteigender Dickdarm, Eierstöcke und Gebärmutter bei der Frau und Prostata beim Mann; Säure-Basen-Haushalt, Stoffwechsel, Entgiftung, Zersetzung und Auflösung
Störungen im Energiefluss bewirken	Veränderung der Farbe ins Bräunliche; Zukunftsängste, Urängste, unbegründete Ängste und Phobien

Affirmationen

- *Voller Liebe lasse ich die Vergangenheit los.*
- *Freudig schreite ich weiter, um das Leben zu erfahren.*
- *Von heute an finde ich immer einen neuen Weg; Freude und Frieden begleiten mich.*
- *Ich lasse alles hinter mir, was unfrei macht, und stehe sicher auf beiden Beinen.*
- *Ich erhebe mich über alle Ängste und Begrenzungen.*
- *Neue Erfahrungen geben mir die Freiheit, alle Veränderungen zu leben.*
- *Das Leben begeistert mich; ich bin voller Energie.*
- *Das Leben ist wie ein freudvoller Tanz; ich bewege mich freudig immer weiter vorwärts.*
- *Die Vergangenheit ist vergeben und vergessen.*
- *Ich lasse alte Begrenzungen hinter mir und bringe mich frei und schöpferisch zum Ausdruck.*
- *Ich lasse das Vergangene los und schreite dem wundervollen Frieden entgegen.*

- *Ich gehe neuen Dimensionen stets mit Leichtigkeit und Freude entgegen.*
- *Die Vergangenheit ist immer Vergangenheit; von heute an lebe ich nur in der Gegenwart.*
- *Ich stehe mit beiden Beinen fest auf der Erde.*
- *Inneres Gleichgewicht ist von heute an in mir.*

Das Sakralchakra liegt im Unterbauch. Die Funktionen keines anderen Chakras werden in der Fachliteratur so widersprüchlich und manchmal sogar unverständlich beschrieben wie die des zweiten Chakras. Erst nach jahrelanger Beobachtung und Messung der Energien im Vergleich mit psychischen Aktivitäten, Charaktereigenschaften und körperlichen Fehlfunktionen konnten wir die breite Palette der steuernden Impulse erkennen. Die Hauptaufgaben dieses Zentrums liegen eindeutig im Bereich der Ausscheidungsprozesse. Ausscheidungsprobleme treten immer wieder in Verbindung mit einer Über- oder Unterfunktion des zweiten Chakras auf. Wenn die Ausscheidungsprozesse nicht richtig ablaufen, führt dies zur Vergiftung durch körpereigene Schadstoffe, die ganz unterschiedliche Krankheiten erzeugen können, und zwar durch Ablagerungen, Störungen des Immunsystems oder bei der Vielzahl der Stoffwechselprozesse. Aus diesem Grund bezeichne ich das zweite Chakra als Ausscheidungschakra.

Bevor wir uns den vielseitigen Aufgaben dieses Chakras zuwenden, wollen wir die in seinem Bereich charakteristischen extremen Energieströme betrachten. Die Einstrudelungen, meist in orangefarbigem Licht gesehen, liegen vorn tief im unteren Bereich des Bauches und verdichten sich zum oberen Lendenwirbelbereich hin. Eine weitere Einwirkung im Rückenbereich liegt unterhalb der Nieren. Durch außersinnliche Wahrnehmung oder radiästhetische Messungen wird deutlich, dass dieses Chakra sehr stark pulsiert. Rechts- und linksdrehende Energiewirbel überlagern sich, schwingen ineinander und steigen auf und ab, immer bestrebt, einen Ausgleich zwischen rechts und links, oben und unten, plus und minus herzustellen. Dieses Chakra ist für unsere Kreativität im ewigen Ausgleich der Gegensätze verantwortlich.

Auf der körperlichen Ebene steuern seine Energien den Säure-Basen-Haushalt, alle chemischen Reaktionen der Entgiftung, die »molekulare Ebene« der Zersetzung und Auflösung sowie alle Ausscheidungsprozesse. Hier liegt auch die Basis des Geruchssinns. Ausscheidung in einem sehr umfassenden Sinn ist die Domäne dieses Zentrums. Dabei geht es nicht nur um das Ausscheiden über den Darm und die Harnwege. Auch das Bindegewebe als Speicher- und Ablagerungsorgan sowie die Haut als Ausscheidungsorgan werden von hier aus gesteuert, ebenso wie das Deaktivieren und Ausscheiden von Hormonen, besonders von Stresshormonen über die Nebennieren, und nicht zuletzt Geburt und Orgasmus. Zu beachten ist, dass der Orgasmus beim Mann eine starke Wechselbeziehung zwischen Wurzel- und Ausscheidungschakra bedingt.

Diese vielseitigen Aufgaben auf der stofflichen Ebene werden nur noch von den Aufgaben übertroffen, die dieses Chakra im psychisch-seelischen Bereich hat. Bei Klienten, die unter Unruhe, Gehetztsein und Stress leiden oder im Gegenteil ihre Ängste und ihre Antriebsschwäche ausleben, finden wir immer wieder Störungen im zweiten Chakra. Besonders wenn das Yin und Yang, das Rechts- und Linksdrehen der Energien nicht ausgewogen verläuft, treten starke psychosomatische Reaktionen auf. Dies wird verständlich, wenn wir die körperbezogenen Steuerungsprozesse auf dieser Ebene betrachten und sie dem Psychisch-Seelischen zuordnen.

Unsere Seele entscheidet mit Hilfe der Körperenergien, was brauchbar oder unbrauchbar ist, was verwertet oder ausgeschieden werden soll. Auch unser Bewusstsein soll erkennen, was gut oder schlecht für uns ist. Nur durch den bewussten Umgang mit diesen Polaritäten gelangen wir zur rechten Unterscheidung und erlangen jene Erkenntnisse, die der Kundalini den Weg ebnen, um von Chakra zu Chakra aufzusteigen. Getragen von den Energien des Wurzelchakras setzt hier, im zweiten Zentrum, die große »Entgiftung« unseres Bewusstseins ein, jene innere Läuterung, die es uns möglich macht, Ballast abzuwerfen und uns von den Schlacken der irdischen Existenz zu befreien, um in Richtung Erlösung voranzuschreiten.

Wenn die Energie dieser Ebene durch unser bewusstes Bemühen zunimmt und stärker wird, bildet sich der erste Ansatz zur Medialität. Wenn die Energie jedoch nicht angehoben wird und im Ausscheidungschakra stecken bleibt, besteht die Medialität im Schwarz- und Katastrophensehen mit den entsprechenden »Vorhersagen«. Eine solche Negativität der Wahrnehmung ist auf der betreffenden Entwicklungsstufe recht weit verbreitet. In eher seltenen Ausnahmefällen kommt der Gegenpol zum Tragen und alles wird durch die rosarote Brille gesehen.

Fassen wir die Schwerpunkte des Gesagten zusammen: Dank des zweiten Chakras lernen wir, unseren Standpunkt im Leben einzunehmen und uns durch Unterscheidung, Freigebigkeit, Nachsicht, Rechtschaffenheit und Vergangenheitsbewältigung umfassend zu reinigen. Dabei entwickeln wir ein Gefühl für gut und schlecht, erkennen, was Sauberkeit oder Verdorbenheit ist, können Ballast abwerfen und lernen vergeben. Allmählich erkennen wir, dass Zersetzung und Auflösung notwendig sind, im Körper ebenso wie in der äußeren Welt. Dinge müssen sich auflösen, damit sich Neues formen kann.

So tiefgreifende Umwandlungsprozesse rufen naturgemäß alle möglichen Ängste hervor. Zerstörung und Auflösung werden als Verlust erlebt. Neues zu formen bedeutet zu lernen und Leistung zu erbringen. Dies geht für den Klienten oft mit Angst vor der Zukunft einher. Bei solchen Ängsten verändern sich die Form und die Färbung des Chakras. Stehende oder diagonale Ellipsen treten an die Stelle der runden Form und das orangefarbene Licht wird bräunlich bis ockerfarben.

Das Sakralchakra verfügt auch über ein seelisches Gedächtnis. Dramatische Vorleben sowie unser persönliches Karma und Gruppenkarma lassen dieses Zentrum zittern und taumeln. Dies führt in extremen Fällen zu einer ausgeprägten Schräglage der Einstrudelungsachse und zu horizontaler Ellipsenbildung, bis hin zur Loslösung von der Kundalini. Tritt dies ein, entstehen Urängste, unbegründete Ängste und Phobien. Störungen im zweiten Chakra kommen sehr häufig vor und äußern sich auch auf der körperlichen Ebene.

Der Zustand eines Chakras bestimmt den Zustand der Organe sowie die Körperfunktionen in seinem Einflussbereich. Das Sakralchakra pulsiert zwischen den Hüftschalen und bestimmt unser Voranschreiten – sowohl wörtlich als auch im übertragenen Sinn. Es belebt folgende Organe: Haut und Schleimhäute, Bindegewebe, Nieren und Harnleiter sowie den absteigenden Dickdarm, Eierstöcke und Gebärmutter bei der Frau und die Prostata beim Mann. Außerdem beeinflusst es den Säure-Basen-Haushalt, den Stoffwechsel und die Entgiftung. Funktionsstörungen des Sakralchakras können den ganzen Körper belasten. Denken wir nur an die rheumatischen Erkrankungen. Daher ist die Stabilisierung dieses Chakras von großer Bedeutung für das allgemeine Wohlbefinden. Wenn die Basis nicht stimmt, wenn Angst oder Übersäuerung unser Leben beeinflussen, haben wir grundlegende

Probleme, möglicherweise trotz hoher Intelligenz und obwohl wir viel Liebe erhalten. Vervollkommnung ist immer schwierig, hier aber so wichtig, dass wir auch um Hilfe bitten sollten – wie im christlichen Gebet: »Erlöse uns von allem Übel.«

Wenn unsere Seele, unser Bewusstsein das verstanden hat, haben wir unseren Standpunkt gefestigt und können uns problemlos auf die nächste Lernebene begeben.

Im idealen Fall, wenn das Wurzelchakra und das Sakralchakra zusammen stark sind, entstehen eine unbändige Kraft und ein sehr hohes Durchhaltevermögen.

Das Milzchakra (Solarplexus)

Lage	oberhalb der Magengrube, am Rücken auf Höhe des achten bis neunten Brustwirbels
Farbe	Gelb
Stichworte	»Regulierung vitaler Energien«; Verdauung auf allen Ebenen; regelnde, belebende Energie (Sonnengeflecht = Sonne); Freude, Gemeinschaftsleben, Beziehungsfähigkeit, Mäßigkeit, Dankbarkeit, Genügsamkeit; Fähigkeit, zwischen »das schmeckt mir« und »das schmeckt mir nicht« zu unterscheiden, auch im übertragenen Sinn
Körperliche Ebene	Verdauungsorgane: Magen, Leber, Galle, Zwölffingerdarm, Dünndarm, aufsteigender und quer liegender Dickdarm, Milz mit Bauchspeicheldrüse sowie die Darmflora, Basis des Geschmackssinns

Störungen im Energiefluss bewirken	Veränderung der Farbe ins Gelbe mit Grün- oder Orangestich; Nervosität, Stressanfälligkeit, Hoffnungslosigkeit; Entscheidungsunfähigkeit

Affirmationen

- *Ich bin ganz in meiner Mitte.*
- *Ich kann alle neuen Erfahrungen leicht und freudig annehmen und verarbeiten.*
- *Ich beschließe, alles mit Freude und Liebe zu betrachten; es gibt immer eine harmonische Lösung.*
- *Ich habe Vertrauen in den Prozess des Lebens.*
- *Das Leben nährt und unterstützt mich.*
- *Ich habe die Freiheit, in jeden Teil meines Körpers und meiner Welt Liebe und Freude zu bringen.*
- *Ich habe die Kraft und die Möglichkeit, alles zu verdauen, was mich berührt.*
- *Ich verarbeite sämtliche Eindrücke mit Leichtigkeit.*
- *Das Leben stimmt mir zu, ich kann in jedem Augenblick Neues aufnehmen.*
- *Ich vertraue meiner inneren Stimme und entspanne mich in dem Wissen, dass das Leben für mich da ist.*
- *Leben ist Wandel, und ich passe mich dem Neuen an.*

Das dritte Chakra pulsiert in gelbem Licht oberhalb der Magengrube, dort, wo die Rippen ein V bilden, und am Rücken auf der Höhe des achten bis neunten Brustwirbels. Alle Verdauungsorgane werden von diesem gelben Chakra gesteuert: Magen, Leber, Galle, Zwölffingerdarm, Dünndarm, aufsteigender und quer liegender Dickdarm sowie die Milz mit der Bauchspeicheldrüse. Über die Bauchspeicheldrüse hat das Chakra auch Einfluss auf die Steuerung der entsprechenden Hormone und Enzyme. Dieses Zentrum steht in ständigem Informationsaustausch mit dem Solarplexus. Es reguliert die Darmflora und die Assimilation von Nährstoffen.

Die Darmflora mit ihren Mikroorganismen – mehr als hundert verschiedene Arten von Bakterien und Pilzen – gehört streng genommen nicht zu unserem eigenen Körper. Aus diesem Grund können wir sie nicht wie Körpergewebe heranwachsen lassen. Dieses Leben lebt in uns und geht eine Symbiose mit uns ein. Doch alles, was sich oder etwas bewegt, braucht Energie. Auch die Mikroorganismen der Darmflora, die für uns etwas bewegen, benötigen spezielle Energien und Frequenzen. Das Milzchakra liefert diese Informationsenergie. Dabei ist die Abstimmung so fein und vielseitig, dass nur jene Mikroorganismen belebt werden, die uns auch Nutzen bringen.

Es gibt ja sehr viele Keime, die schweren Schaden anrichten könnten, wenn sie in den Verdauungstrakt kämen. Aber auch diese schädlichen Keime brauchen Energie zum Leben. Das dritte Chakra ist nun in der Lage, genau die Energiemuster aus seinem Wirkungsbereich zu entfernen, welche die krankmachenden Keime benötigen. Diese Feinabstimmung der regelnden und belebenden Frequenzen und Energiearten findet in unserem gesamten Körper statt. Alle Mikroorganismen, die wir zum Leben brauchen, werden vom Milzchakra (Solarplexus = Sonnengeflecht) mit Energie versorgt. Das Sonnengeflecht ist sozusagen die Sonne für unsere symbiosanten Mikroorganismen.

Die regelnde und belebende Energie, die vom Milzchakra ausgeht, ist eine sehr wichtige Stütze des Immunsystems. Das Immunsystem ist zu achtzig Prozent im Verdauungstrakt tätig, zum einen, um dort Keime abzufangen, zum anderen, um von dort Energie zu erhalten. Immunschwäche geht immer mit einer Schwäche des Milzchakras einher.

Gesteuert wird das Immunsystem zwar vom Herzchakra aus, aber diese Steuerung hängt von der Energie des Milzchakras ab. Wie wir noch sehen werden, ergänzen sich diese beiden Chakren auch in anderer Hinsicht.

Durch die Verdauung erhalten wir alles, was unser Körper zum Funktionieren braucht. Bei der chemischen Aufarbeitung der Nahrung wird unter anderem auch Chemoelektrizität erzeugt. Alle Nahrung, die wir zu uns nehmen, ist letztlich pflanzlichen Ursprungs. Auch wenn wir Fleisch essen, stehen pflanzliche Produkte am Anfang der Nahrungskette. Die Pflanzen auf dem Land und im Meer – dort hauptsächlich das Plankton – sind die einzigen Lebewesen, die aus Licht und Erdmagnetismus Biomasse herstellen können. In der Photosynthese werden Lichtquanten, aber auch elektrische und magnetische Ionen als bindende Kraft für chemische Verbindungen genutzt. Beim Verdauen von Lebensmitteln (Verbrennung) wird diese gebundene Energie wieder freigesetzt – in Form von Licht für unsere Zellen und Elektromagnetismus für unser Nervensystem. Eine gesunde Verdauung ist in der Lage, permanent bis zu 300 Watt Energie freizusetzen. Die für das Nervensystem notwendige Bioelektrizität wird vom Sonnengeflecht aufgenommen und dem zentralen Nervensystem zugeführt. Diese Energie ist »negativ« gepolt. Für den Pluspol sorgt, wie wir später noch sehen werden, das Herzchakra.

Wenn die Verdauung zusammenbricht, wenn Fäulnis- oder Gärungsprozesse einsetzen oder wir unter Durchfall leiden, betrifft das alles auch die elektrochemischen Prozesse. Starke Verdauungsstörungen können dazu führen, dass unser elektrochemisches Kraftwerk so schwach wird, dass unsere körperliche Steuerung nicht mehr gewährleistet ist. Dann zittern uns die Knie, weil es uns an energetischer Spannkraft fehlt.

Zwischen unserer Gemütsverfassung und den Verdauungsorganen besteht eine intensive Wechselbeziehung. Über diese Psychosomatik lernt unsere Seele die Eindrücke der Welt und die Konflikte des Lebens buchstäblich zu verdauen. Dazu ein paar Beispiele: Aggression und Wut schlagen uns auf die Leber. Von Ideen besessen zu sein, belastet die Milz. Wenn das Leben an Süße verloren hat und alles scheinbar aussichtslos ist, reagiert die Bauchspeicheldrüse mit Funktionsausfällen. Können wir bestimmte Eindrücke nicht ertragen, schlägt uns das auf den Magen. Aussichtslosigkeit, Nervosität, Stress und Ärger sind die Hauptverursacher von psychosomatischen Reaktionen. Und wieder lernt unsere Seele mit und durch den Körper, sich zu wandeln. Sie lernt, Konflikte aufzuarbeiten, das individuelle Schicksal anzunehmen und sich den Gesetzen zu beugen, unter deren Regiment wir angetreten sind.

Durch die aufwendige Energieerzeugung (Chemoelektrizität) und den Energieaustausch von der körperlichen Ebene über psychisch-seelische Prozesse bis hin zum Geistigen – und wieder zurück – entstehen im Milzchakra spezifische Energiemuster, die sich diagnostisch gut auswerten lassen. Das Gelb des harmonischen Chakras verwandelt sich in grünliche oder orangene Gelbtöne. Diese Farbverschiebung ist ein Indikator dafür, dass einzelne Organe psychosomatisch belastet sind. Gelbgrün weist auf Milzprobleme hin, Gelb mit Grünstich auf eine Fehlfunktion der Bauchspeicheldrüse, Gelb mit Orangetönung auf Leberstörungen, Gelb-Orange auf Gallenbeschwerden. Schmutziges Gelb verweist auf Magenprobleme und mattes, fahles Gelb auf Darmerkrankungen.

Wenn ein Problem auf der Ebene eines Chakras immer größer wird, dreht und kippt sein Energiewirbel allmählich aus der Normalebene heraus. Meistens entstehen dann, von vorn betrachtet, senkrechte, diagonale oder waagerechte Ellipsen. Dies ist immer ein Zeichen für intensive emotionale, psychisch-seelische Konflikte. In extremen Fällen löst sich das Chakra ganz von der Kundalini ab und »springt« nach vorn heraus. Jetzt zieht sich die Störung durch alle Ebenen: Körper, Seele und Geist. Hoffnungslosigkeit, mangelnde Widerstandskraft und Entscheidungsunfähigkeit, verbunden mit organischen Fehlfunktionen, sind die Folge. Magen- und Verdauungssäfte sowie die Sekretionen von Bauchspeicheldrüse und Gallenblase werden fehlgesteuert oder laufen ganz unkontrolliert ab. Wenn Chakren aus dem System »fallen«, besteht immer die Gefahr, dass die Fehlfunktion zu einer ernsten Krankheit wird, die vielleicht sogar eine Operation erforderlich macht. Starke Störungen des Milzchakras zeigen sich auch in der Aura. Sie bekommt eine Wespentaille.

Wo Schatten ist, ist aber auch Licht. Das Milzchakra bietet uns wahrhaft große Entwicklungsmöglichkeiten! Wenn man mit Kreativität und dem Wunsch nach Bewusstseinserweiterung an dieses Zentrum herangeht, bildet sich ein inneres Wissen heraus. Man weiß dann intuitiv, was für einen selbst richtig ist und was nicht. Es entwickeln sich paranormale Fähigkeiten, gefühlsmäßige Intuition, Hellsichtigkeit, Aurasichtigkeit, die Fähigkeit, in den Körper hineinzusehen sowie die Vergangenheit und die Zukunft zu erkennen. Hier beginnt jener wichtige Reifeprozess, von dem die Rede ist, wenn man sagt, dass aus Wissen Weisheit wird. Wenn die Kundalinienergie mit gut eingebundenem Milzchakra nutzbar gemacht wird, setzt ein Strom der Bewusstwerdung ein, der sowohl auf der sinnlichen als auch auf der außersinnlichen Ebene Höherem entgegen strebt.

Das Herzchakra

Lage	in der Mitte der Brust, auf Höhe des Herzens
Farbe	Grün
Stichworte:	»Liebe leben«; Liebe, Heilkraft, Hilfsbereitschaft, Barmherzigkeit, Mitgefühl, Anteilnahme, Warmherzigkeit; Balance zwischen Liebe und Willen
Körperliche Ebene	Herz und Blutkreislauf, Atemrhythmus, Immunsystem (Thymusdrüse), Zellteilung, Heilung; Basis des Tastsinns (Fühlen)
Störungen im Energiefluss bewirken	Veränderung der Farbe ins Dunkelgrüne, manchmal sogar ins Bräunliche; mangelnde Selbstliebe, Negativität, Pessimismus; Rückenschmerzen, Herzprobleme, Atembeschwerden; Immunschwäche, Suchtkrankheiten

Affirmationen

- *Ich erlaube der Liebe in meinem Herzen, jeden Teil meines Körpers zu reinigen und zu heilen.*
- *Freude durchströmt mich und aller Druck löst sich auf.*
- *Liebe entspannt mich und löst alles auf, was ohne Frieden und Freiheit ist.*
- *Ich lebe in Liebe und Freude, in Anerkennung und Frieden.*
- *Meine Liebe heilt auch schmerzvolle Erinnerungen, die in meinem Körper gespeichert sind.*
- *Ich liebe und akzeptiere mich; so entsteht immer und jedezeit das Bestmögliche für mich.*

- *Ich beschließe, alle Aufgaben mit Liebe, Leichtigkeit und Freude zu erfüllen.*
- *Liebe fließt in jede Zelle meines Körpers.*
- *Die Liebe der Schöpfung ist in mir; ich bin sicher und geborgen.*
- *Ich stehe unter dem Schutz der göttlichen Liebe.*
- *Ich beschließe, mein Leben zu lieben; meine Kanäle sind weit offen für die Liebe.*
- *Ich erlaube der Liebe in meinem Herzen, alles zu heilen – in mir und in meiner Welt.*
- *Die heilende Kraft der Liebe entspringt meinem Herzen.*

Mitten in der Brust pulsiert das vierte Chakra, das Herzchakra. Es wird meistens in grünem Licht gesehen. Wenn sich das Chakra in einem idealen und harmonischen Zustand befindet, ist das Grün mit rosafarbenen, zum Teil auch goldenen Farbtönen vermischt. Auf der körperlichen Ebene steuert dieses Zentrum in der Mitte des Chakrensystems das Herz und den Rhythmus der Atmung, im Normalfall im Verhältnis vier zu eins (auf vier Herzschläge ein Atemzug). Über den Blutkreislauf wird die Versorgung aller Zellen gewährleistet.

Doch das Herzchakra steuert nicht nur die Versorgung der etwa sechzig Billionen Zellen unseres Körpers, sondern über das Immunsystem mit der Thymusdrüse auch die Zellerhaltung und darüber hinaus noch die Zellteilung.

Dank der Regenerations- und Heilungsfähigkeit des gesamten Organismus erfährt unser seelisches Bewusstsein die Kraft der Liebe. Unser Herz schlägt und schlägt. Es kennt keinen Sonntag und keinen Urlaub. Es wendet sich gleichsam ununterbrochen dem Ganzen zu: Dienstbereitschaft und Zuwendung ein Leben lang! Über den Kreislauf versorgt das Herz den ganzen Körper und alle Zellen mit Nahrung. So wie die Liebe sich nur selbst verströmen will, verströmt unser Herz das Blut und wird damit zum Sinnbild der Liebe. Die Liebe und das Herz verströmen ihre Kraft und bekommen über den Rücklauf der Stoffe und Energien alles zurück. Aber auch unsere Lunge und das Immunsystem arbeiten rund um die Uhr.

Bei allen Funktionen des vierten Chakras handelt es sich um erhaltende, dienende Kräfte – Kräfte der Liebe. Wenn wir uns so verhalten wie alles, was mit dem Herzchakra zusammenhängt, erfahren wir die allumfassende Liebe.

Das Immunsystem dient dem Gesamtorganismus, es ist in ständiger »Hilfs-Bereitschaft«. Durch seine »Abwehr-Arbeit« entwickelt sich Tapferkeit. Der Mut des ersten Chakras verwandelt sich hier in einen beherzten, opferbereiten Dienst am gesamten Leben. Auf der seelischen Ebene äußert sich dies in Demut, der Wegbereiterin allumfassender Liebe.

Wie bereits angesprochen, steuert das Herzchakra auch die Zellteilung und leistet damit einen wichtigen Beitrag zur Erhaltung und Erneuerung des Körpers. Die Zellteilung ist die Grundlage für die Entwicklung höherer Lebensformen, was ein interessantes Licht auf die Bedeutung des Teilens wirft. Teilen bedeutet gleichzeitig Barmherzigkeit, Freigebigkeit und Hingabe, und es stärkt die Demut. Es führt zur Teilnahme, besser: zur Anteilnahme. Seelische Anteilnahme ist die Voraussetzung, um nicht in Mitleid zu verfallen. Wenn wir Mitgefühl und Anteilnahme verspüren, bleiben wir in der Zuwendung, in der Hilfsbereitschaft. Wir teilen das Los der anderen und sind bereit zu helfen, jedoch ohne mit ihnen zu leiden.

Erst wenn wir alle Eigenschaften, welche die Grundlage der Liebe bilden, bedingungslos leben können, erstarkt das Herzchakra und öffnet sich. Erst dann durchströmen uns die heilenden Kräfte der universellen Lebenskraft und das Herzchakra kann im Einklang mit den anderen Zentren auch körperliche Heilkraft übertragen. Wahre Geistheilung erfolgt durch ein aktiviertes, sich öffnendes Herzchakra, und dies setzt immer einen Prozess der Entfaltung voraus: Entfaltung des Körpers und des bewussten Erlebens und Durchlebens aller Chakra-Ebenen. Diese Bewusstwerdung ist wie ein Strom, der durch das geöffnete Herzchakra fließt. Auf der Körperebene überträgt dieser Strom Heilung und Regenerationskraft.

Im psychisch-seelischen Bereich, tief im Unbewussten, setzt er einen Wandlungsprozess in Gang, der noch stärker ist als die körperliche Wandlung und der die Lebenseinstellung des betreffenden Menschen grundlegend verändern kann.

Der Versuch, diesen Weg abzukürzen und heilende Kräfte mit Hilfe schnell erlernter Techniken an den Klienten zu bringen, endet meist negativ – auch für den Heiler! Er leidet mit seinem Klienten mit und fühlt sich nach der Heilung schlecht und ausgelaugt. Es kann sogar passieren, dass die Schmerzen oder Funktionsstörungen des Kranken durch den erwähnten Strom der Kräfte auf ihn übertragen werden. Diese Form des Mitleidens findet man bei Menschen, die aus der Dynamik ihres Willens und ihres Egos heraus heilen wollen. Echtes Geistiges Heilen ist jedoch selbstlose Seelenliebe, gebunden an Mitgefühl und Anteilnahme und aufbauend auf der Fähigkeit, etwas Höheres, Vollkommeneres zu empfangen und weiterzugeben. Wenn dieser Weg wirklich gegangen wird, ohne Abkürzungen und mit allem, was er an Herausforderungen bereithält, wird jede Übertragung von Heilenergie zugleich die Lebenskraft des Heilers stärken.

Auch das Herzchakra kann sich in Form und Farbe verändern, wenngleich es in seiner Form tendenziell stabiler ist als andere Chakren. Ein herausgekipptes oder verdrehtes Herzchakra ist mir bisher nicht begegnet. Allerdings sind oft große Unterschiede zwischen Vorder- und Rückseite des Chakras zu beobachten. Dunkles Grün oder eine unrunde Form im Rückenbereich weist auf mangelnde Selbstliebe, Negativität, Pessimismus und zerstörerische Gedanken hin. All dies tritt sehr oft in Verbindung mit Rückenschmerzen, Herzproblemen, Atembeschwerden oder Lungenerkrankungen auf. Eine horizontale Ellipse hinten lässt auf Widerstand gegen das Annehmen der Heilung schließen. Die Vorderseite des Chakras gibt eher Auskunft über Emotionen und Leidenschaften, etwa wenn aus dem Rosa ein Rot geworden ist. Daraus, dass das Chakra vorn eine diagonale Ellipse bildet, kann man auf allergische Reaktionen schließen (psychisch, physisch oder beides). Dunkle Flecken oder eine verschwommene Form weisen auf Trauer oder Liebesentzug hin. Wenn das Grün nicht dominant ist, ist höchstwahrscheinlich die Zellregeneration schwach, was wiederum auf schwach ausgeprägte Selbstheilungskräfte schließen lässt. Ein mit Brauntönen vermischtes Grün kann auf Immunschwäche und Suchtkrankheiten hinweisen.

Oberhalb des Herzchakras verlassen wir die Ebenen, die einen direkten Bezug zur Physis haben, und wenden uns den Chakren zu, die auch als Tore zur energetischen und geistigen Ebene bezeichnet werden. Das Herzchakra spielt insofern eine zentrale Rolle im Chakrensystem, als es die Kräfte von unten nach oben und umgekehrt vermittelt und sie gleichzeitig zur Regulierung und Heilung der Lebensvorgänge zur Verfügung stellen kann. Die drei Chakren unterhalb des Herzchakras steuern den physischen Körper. Die drei Chakren oberhalb des Herzchakras steuern die für den physischen Körper bestimmten Informationen und werden deshalb auch geistige Chakren genannt.

Das Halschakra

Lage	am Hals, auf der Höhe des Kehlkopfs
Farbe	Blau
Stichworte	»Ausdruck und Verhalten steuern«; Balance der Polarität: Lehren und Lernen, Ausgeglichenheit und Erregung, Unzufriedenheit und Zufriedenheit, Halsstarrigkeit und Nachgiebigkeit, Aggression und Depression
Körperliche Ebene	Mit Hilfe der Schilddrüsenhormone steuert das Halschakra Temperament und Emotionen; Basis des Sehsinns
Störungen im Energiefluss bewirken	Veränderung der Farbe ins Grüne (vom Herzchakra) oder ins Violette (vom Stirnchakra); Schwäche, Nachgiebigkeit, gefühlsbetonte Entscheidungen beziehungsweise Rechthaberei, Besserwisserei, Härte, aggressives Verhalten, Apathie, psychosomatische Erkrankungen

Affirmationen

- *Leicht und mühelos entsteht Altes und Neues in mir.*
- *Ich gebe mir die Erlaubnis, alles zu sein, was ich sein möchte.*
- *Ich bin willens, mich zu verwandeln; ich lerne mit Freude.*
- *Alles in mir kommt ins Gleichgewicht.*
- *Ich spreche und handele in Harmonie.*
- *Liebevoll umarme ich deine Erfahrungen; Zufriedenheit ist mein Ziel.*

- *Ich bin eingebettet in Frieden.*
- *Alles Leben ist Wandlung; liebevoll gehe ich diesen Weg.*
- *Alles Diesseitige und Extreme lasse ich los und werde zum Zentrum der Liebe.*
- *Von heute an treffe ich alle Entscheidungen leicht, einfach und freudig.*
- *Ausgewogenheit ist in mir.*
- *Ich bin sicher in meinen Emotionen.*
- *Von heute an stehe ich über den Dingen.*

Auf der Höhe des Kehlkopfes pulsiert in blauem Licht das Hals- oder Kehlkopfchakra. Wenn sich unser Bewusstsein mit den Energien dieses Chakras auseinandersetzt, kommt es in Kontakt mit neuen Dimensionen. Während die Chakren darunter die Aufgabe haben, unseren Körper zu erhalten (Herzchakra), zu versorgen (Milzchakra) und zu reinigen (Sakralchakra), öffnen die Chakren darüber das Tor zur Geistigen Welt und zur Erkenntnis ihrer Gesetzmäßigkeiten.

Das blaue Halschakra steht nicht in direktem Kontakt zum Physischen, sondern schwingt in der Resonanz des Psychischen mit dem Physischen. Eine seiner wichtigsten Aufgaben ist die Versorgung und Steuerung der Energiebahnen, die in der traditionellen chinesischen Medizin Meridiane heißen und in alten indischen Texten als Nadis bezeichnet werden. Mit Hilfe dieser Energiebahnen »begreift« unsere Seele die Polarität und die Gesetzmäßigkeiten der steuernden Lebensenergien. Schon im zweiten Chakra sind wir der Polarität begegnet. Doch während es dort ausschließlich um die Polarität im stofflichen Bereich (Säuren – Basen, brauchbar – unbrauchbar, und dergleichen) ging, kommt es hier, im fünften Chakra, darauf an, die steuernde Kraft nichtstofflicher, polarer Energiemuster zu erfassen.

Eine Aktivierung der Halschakra-Energie bewirkt eine Dynamisierung unserer psychischen Eigenschaften. Gleichzeitig setzt eine Wechselwirkung zwischen Psyche und Körper ein, die je nach den persönlichen Eigenschaften der betreffenden Menschen sehr unterschiedlich verläuft. Wenn es dabei zu Entgleisungen kommt, entsteht eine psychosomatische Erkrankung. Direkt oder indirekt hängt jede psychosomatische Erkrankung mit den Energiemustern des Halschakras zusammen.

Die Energie-Pulsationen auf dieser Ebene ähneln denen im Sakralchakra. Rechts- und linksdrehende Wirbel steigen auf und ab und gehen eine ständige Wechselwirkung mit den Meridianen und der Kundalini ein.

Mit Hilfe der Schilddrüsenhormone steuert das Halschakra unser Temperament, unsere Emotionen und die meisten unserer psychischen Eigenschaften. Lehren und Lernen, Glaube und Zweifel, Aggression und Depression, Gelassenheit und Anspannung, Halsstarrigkeit und Nachgiebigkeit, um nur einige zu nennen, sind unsere polaren Charaktereigenschaften, die wir zur Mitte, zum Ausgleich und zur Einsicht führen müssen. Nur indem wir Gegensätze wie gut und böse, liebevoll und gehässig als solche wahrnehmen, entwickeln wir Gerechtigkeitsbewusstsein.

Das Halschakra ist das Tor zur Weisheit. Durch den engsten Teil unseres Körpers, den Hals, gelangen wir zum Zentrum der Wahrnehmung, zum Stirnchakra. Alles, was aus den unteren Chakren nach oben steigt, wird dort im Halschakra verarbeitet. Redewendungen wie »Mir ist etwas aufgestoßen, ich fühle mich abgewürgt, das kann ich nicht schlucken, mir kommt die Galle hoch« machen dies deutlich. Auch Angst und Schrecken haben im Halschakra ihren Platz. Deshalb sagen wir zum Beispiel: »Vor Angst schnürt es mir die Kehle zu« oder »Da blieb mir vor Schreck die Luft weg«.

Fanden wir im Herzchakra die Voraussetzung für die Heilung des Körpers, so finden wir im Halschakra die Grundlage für die Heilung der Psyche. Durch Erkennen und Annehmen der polaren Weltordnung kommen wir ins Gleichgewicht, erlangen Ausgeglichenheit und Zufriedenheit und somit die Basis für unsere Weiterentwicklung und die Begegnung mit dem nächsthöheren Chakra.

Aber der Weg dorthin ist nicht leicht. Unsere Seele, die aus der Einheit des Geistes geboren wurde, hat sich mühsam durch die Welt der Gegensätze in uns und um uns herum hindurchgearbeitet. Jetzt heißt es, die Gesetzmäßigkeiten der polaren Welt anzunehmen und zur Einheit zurückzuführen. Die Einheit der Gegensätze zu finden ist das Endziel in diesem Chakra. Und wieder zeigt uns unser Körper, diesmal in Verbindung mit unserer Psyche, den Weg zu diesem Ziel.

Alles Leben, die gesamte Evolution, baut auf der Idee des Teilens auf. Jedes Lebewesen nimmt an der Natur des Ganzen teil. Leben ist Symbiose. Aus Anteilnehmen wird Mitteilen, angefangen mit der Zellteilung bis hin zur Übermittlung der höchsten Wahrheit. Alles, woran wir jemals teilgenommen haben, formt uns, und diesen Anteil können wir weitergeben, damit auch andere daran teilhaben können.

Verdeutlichen wir dies an zwei für uns sehr wichtigen Begriffen, die viel mit Teilen zu tun haben: Lehren und Lernen. Wenn wir etwas erlernt haben, wissen wir noch nicht, ob das Erlernte grundsätzlich brauchbar ist. Es ist noch subjektiv und muss nicht unbedingt auch für andere von Nutzen sein. Wir geben es nur dann weiter, wenn es auch für andere brauchbar ist und von ihnen als richtig angesehen wird. So entsteht aus Subjektivität Objektivität. Indem wir unsere Erfahrungen weitergeben, erlangen wir Gewissheit über unser Wissen.

Gewissheit führt zu Gewissen und zu Gewissensbissen, die sicherstellen, dass wir nicht in alte Fehlhandlungen zurückfallen. Gewissensbisse sind wie eine Gnade. Sie machen uns frei und lassen gleichzeitig Raum in uns entstehen, in den neues Wissen aufgenommen werden kann.

Wenn die beschriebenen Gesetzmäßigkeiten des Lebens nicht beachtet und weitergegeben werden, zeigt sich dies schnell und sicher im blauen Chakra. Verschlossenheit, Selbstbezogenheit, Ungerechtigkeit und ähnliche Eigenschaften führen zur Loslösung von der Kundalini und zu einem Energiestau unter- oder oberhalb des Chakras. Liegt die Blockade vor dem Halschakra, wird dieses klein und blass in der Farbe. Folgen dieses Energiestaus sind eine schwache Atmung, eine Schwäche im Halswirbelbereich, eine Unterfunktion der Schilddrüse sowie Fehlsteuerungen der Meridiane.

Psychosomatische Erkrankungen sind weitgehend ein Problem des Halschakras. Ist unser Verhalten aggressiv oder cholerisch, kann der Stau der Kundalini oberhalb des Halschakras lokalisiert werden. Die gestaute Energie zeigt sich dann als Abstrahlung, manchmal sogar als blitzartige Entladung und führt ebenfalls zu psychosomatischen Störungen.

Veränderungen in Farbe und Form des Chakras geben dem Hellsichtigen Hinweise für die Diagnose. Selbst wenn die Größe des Chakras unverändert bleibt, weisen sämtliche Abweichungen vom blauen Licht auf den verstärkten Versuch der Seele hin, Harmonie, Ausgleich und Zufriedenheit zu finden. Steigt das Grün vom Herzchakra auf, entsteht Liebenswürdigkeit im Ausdruck, oft verbunden mit zu viel Nachsicht. Zu viel Grün bringt Schwäche und Nachgiebigkeit mit sich, was dazu führt, dass Entscheidungen übermäßig gefühlsbetont getroffen werden. Wenn hingegen das Violett vom Stirnchakra nach unten drückt, entstehen Rechthaberei und ein Hang zur Besserwisserei. Aus Lehren wird Belehren, und Gefühle werden meist verdrängt. Der betreffende Mensch wirkt hart. Auch gelbe und orangefarbene Verfärbungen treten bisweilen auf. All diese Farbveränderungen scheinen auf den Versuch unseres Wesens hinzudeuten, die Schwäche des Halschakras durch Hereinnahme anderer Chakrenenergien auszugleichen. Dieser Versuch führt aber nicht zum Ziel, weil die Lernfähigkeit durch aufgepfropfte Eigenschaften blockiert wird.

Im Gespräch mit Kranken und bei Energieübertragungen wurde mir bewusst, dass für die Entwicklung dieses Chakras viel mehr Einwirken auf das Bewusstsein und damit viel mehr Überzeugungskraft und zeitlicher Aufwand nötig ist als sonst. Dies liegt wahrscheinlich daran, dass hier der Eigenwille des Egos aufgegeben werden muss, damit Hingabe ebenso entwickelt werden kann wie die Fähigkeit, voll und ganz auf den göttlichen Willen zu vertrauen.

Das Stirnchakra

Lage	oberhalb der Nasenwurzel, zwischen den Augenbrauen
Farbe	Violett
Stichworte	»Mit höherem Geist lenken«; Gewissenhaftigkeit, Weisheit, Schönheitssinn, Ethik
Körperliche Ebene	Stirnhöhle, Innenauge und Innenohr, Gehirn mit Hirnanhangdrüsen; Basis des Hörsinns

Störungen im Energiefluss bewirken	Veränderung der Farbe in ein trübes Violett oder Grau; Verstimmungen und Depressionen; dogmatisches Denken beziehungsweise Dominanz des Unbewussten

Affirmationen

- *Ich nehme die göttliche Fügung an; sie macht mich frei.*
- *Mein Denken ist in Frieden, ruhig und ausgeglichen.*
- *Ich gestatte meinem Denken, sich in Frieden Klarheit und Harmonie zu verschaffen.*
- *Geistige Kraft nährt mich.*
- *Meine Liebe reinigt meinen Körper und all meine Zellen von negativen Gedanken.*
- *Ich erkenne meine Kraft, die von Wahrhaftigkeit und Gewissenhaftigkeit getragen wird.*
- *Meine Gedanken sind in Harmonie; Mitgefühl und Verständnis bringen mir Frieden.*
- *Mein Leben wird von geistiger Erkenntnis getragen.*
- *Leben ist Wandlung; mühelos passe ich mich dem Neuen an.*
- *Was immer ich wahrnehme und verarbeite, ist perfekt für meinen Wachstumsprozess.*
- *Mein Geist wird getragen von Liebe und Einsicht.*
- *In wunderbarer Weise verbinden sich mein bewusstes und mein unbewusstes Denken.*
- *Das Licht der Erkenntnis ist in mir; ich erzeuge nur freudige Gedanken.*
- *Mein Denken ist leicht und freudvoll – und beschert mir friedvolle Erlebnisse.*

Das Stirnchakra mit seinen beiden Einstrudelungen, über der Nasenwurzel (»Drittes Auge«) und in der Mitte des Hinterkopfes, markiert die höchste und letzte Stufe unserer seelisch-geistigen Entwicklung. In diesem Chakra soll die Fähigkeit ausgebildet werden, mit dem kosmischen Bewusstsein in Verbindung zu treten. Hier fließen alle Informationsströme ineinander: über die Sinnesorgane im Bewussten, über die Kundalini im Unbewussten und über Träume, Inspiration, Intuition und Visionen aus dem Überbewussten oder kollektiven Unbewussten. Das violette Stirnchakra steuert unser zentrales Nervensystem und ist gleichzeitig die Schnittstelle zum Überbewussten. Wenn sich unser Tagesbewusstsein, unser logisch-analytisches Denken und unsere Intelligenz im Einklang sowohl mit dem Unbewussten als auch mit dem Überbewussten entwickeln, ergeben sich Gewissenhaftigkeit und Weisheit, Schönheitssinn in allen Formen, Ästhetik und Ethik.

Ein Stirnchakra, das vorn und hinten rund ist und in gleich starkem Violett leuchtet, ist Ausdruck des harmonischen Zusammenspiels aller Bewusstseinsebenen. Wenn es jedoch zur Dominanz einer Seite kommt, entstehen eine Vielzahl von Problemen. Die vordere Seite des Chakras, die Stirnseite, bringt das Tagesbewusstsein zum Ausdruck, während sich am Hinterkopf die unbewusst-überbewussten Kräfte zeigen. Wenn das Chakra vorn deutlich größer ist als hinten, besteht die Gefahr, dass der betreffende Mensch dogmatisch wird und alles ablehnt, was mit Glauben, Religiosität und den »irrationalen« Gegebenheiten des Lebens zu tun hat. Sind zusätzlich Abweichungen in Farbe und Form festzustellen, geraten Moral und Gewissen in Gefahr. Ein trübes Violett oder Grautöne vorn zeigen, je nach Intensität, Verstimmungen und Depressionen an. Durch eine Dominanz des Unbewussten, hinten angezeigt durch mehr Energie, kann die Ratio überflutet werden. Dann werden falsche Glaubenssätze sowie latente Vorlieben für Außersinnliches unkontrolliert ausgelebt. Zusätzliche Form- und Farbveränderungen gehen mit einer Verstärkung der Symptome einher. Wenn Deformationen und Farbveränderungen vorn und hinten auftreten, ist das Bewusstsein so verzerrt, dass die Funktionen des Verstandes völlig zusammenbrechen können.

Das sechste Chakra ist zwar nicht allein für sämtliche Entgleisungen verantwortlich, die zu Unmoral und Gewissenlosigkeit führen können (dem liegt immer ein Zusammenspiel aller Chakren zugrunde), aber da hier sämtliche bewussten und unbewussten Informationen zusammenfließen, werden auch die Probleme des gesamten Systems hier verarbeitet – oder eben nicht. Charakteristische körperliche Funktionsstörungen treten bei einer Schwäche des Stirnchakras ebenso auf wie bei allen anderen Chakren – mit dem Unterschied, dass davon nicht nur die eigene Ebene, in diesem Fall die Kopfregion, betroffen ist, sondern möglicherweise der ganze Körper.

Schulmediziner kommentieren dieses Phänomen häufig mit dem Satz: »Organisch sind Sie völlig gesund. Ihre Krankheit ist wahrscheinlich nervlich bedingt.«

Im unmittelbaren Einflussbereich dieses Chakras liegen: Stirnhöhle, Innenauge und Innenohr, Gehirn mit Hirnanhangdrüsen (Hypothalamus, Hypophyse und Epiphyse). Die Funktionen dieser endokrinen Drüsen unterliegen allerdings nicht immer dem Stirnchakra. Das siebte Chakra ist jederzeit in der Lage, die Funktionssteuerung zu übernehmen, wenn dies erforderlich ist.

Behandlungen am Stirnchakra können den ganzen Körper auf zwei Wegen erreichen. Ein Weg verläuft über das Nervensystem, der andere über die mehr als zwanzig Hormone der

Hirnanhangdrüse, die wiederum alle anderen Hormondrüsen beeinflussen. Ich kenne einige Heiler, die den gesamten Körper über den Kopf behandeln, und das mit großem Erfolg. Generell ist es empfehlenswert, bei Heilungen das Stirnchakra mit einzubeziehen. Da alle Informationen, auch die über energetische Heilweisen, im Stirnchakra zusammenfließen, erreichen wir damit, dass der Kranke verstehen lernt, warum er leidet, und das kann bewusst oder unbewusst geschehen.

Die Verbindung aller Chakren vom Wurzelchakra bis zum Stirnchakra ist genauso wichtig wie ein starkes und gleichförmiges Stirnchakra. Erst die Erlangung energetischer Stabilität garantiert, dass wir auch den letzten, entscheidenden Schritt gehen können, der in die Vereinigung mit dem Scheitelchakra, dem göttlichen Willen, führt.

Das Scheitelchakra

Lage	über dem Scheitel des Kopfes
Farbe	weißlicher Perlmuttglanz
Stichworte:	»Der göttliche Wille«; Weisheit, Seligkeit, Heiligkeit, Vollkommenheit, Harmonie
Körperliche Ebene	ganzheitliche Kontrollfunktion
Störungen im Energiefluss bewirken	Abweichungen von der idealen Farbe und Form lassen karmische Belastungen erkennen

Affirmationen

- *Durch die Liebe der Schöpfung werde ich täglich neu geboren.*
- *Ich erfahre die heilende Kraft aus der Quelle aller Dinge.*
- *Ich bin mit dem Strom der göttlichen Lebenskraft verbunden.*
- *Ich bin ein Teil des göttlichen Plans, und für Gott ist alles möglich.*
- *Ich vertraue dem Fluss des Lebens.*
- *Ich bin ein Teil der schöpferischen Kraft.*
- *Ich bin erfüllt von neuer Energie.*
- *Ich liebe mich und nehme mich an.*
- *Nun geschieht das, was ich mir wünsche.*
- *Ich stehe unter göttlichem Schutz und bin in Liebe geborgen.*
- *Der Geist der Schöpfung ist die Struktur meines Lebens.*
- *Mir ist bewusst, dass mich göttliche Weisheit und Führung stützt.*
- *Alles, was ich erlebe, dient dem Wachstum meiner Seele.*
- *Ich habe immer die freie Wahl; von heute an gehe ich den Weg zur Vollkommenheit.*
- *Ich löse mich von dem Muster, das mich in den momentanen Zustand geführt hat.*
- *Ich öffne mich für den geistigen Strom der Heilung.*
- *Ich spüre den Pulsschlag der Vollkommenheit in mir.*
- *Glaube und Gottvertrauen bestimmen meinen Weg.*

Der Energiewirbel des Scheitelchakras, dessen Zentrum über dem Kopf liegt, taucht mit seinem unteren Rand zwei bis drei Fingerbreit in den Kopf ein. Der Sitz dieses Chakras kann – wie der aller anderen Chakren auch – von Mensch zu Mensch geringfügig variieren. Bei einigen scheint dieses Chakra über dem Kopf zu schweben, bei anderen liegt es tiefer.

Ausstrahlung, Farbe und Lage des Scheitelchakras geben Hinweise auf das Gesamtpotenzial von Geist und Seele. Die meisten Sensitiven erschauen es in perlmuttartigem Glanz. Ansonsten kommen praktisch alle Farben vor, vom zarten Blau, über Weiß, Silber und Goldtönen bis hin zu Indigo oder gar einem Leuchtfeuer aus verschiedensten Farben. Manchmal erscheint das siebte Chakra wie in einer Schale schwebend und wird vielleicht deshalb auch Kronenchakra genannt.

Die ihm zugehörige Ebene unseres Seins entzieht sich der direkten Behandlung durch Geistheilung. Alle anderen Chakren können zum Zweck der Korrektur und Heilung mit medialen Kräften erreicht werden, aber das siebte Chakra widersetzt sich diesen Kräften. Es reagiert jedoch auf Verbesserungen, die das gesamte System vom Wurzelchakra bis zum Stirnchakra, einschließlich der Kundalini, betreffen. Deshalb wird das Scheitelchakra auch oft als »der göttliche Wille« bezeichnet. Hier findet die Anbindung an den Kern der göttlichen Schöpfung statt, an das gestaltende Allbewusstsein. Hier werden sämtliche Entscheidungen über Heilung und Regeneration, unser genetisches und karmisches Erbe, alle Gehirnfunktionen, den gesamten Hormonhaushalt, kurz: alle für den Menschen entscheidenden Lebensfunktionen getroffen.

Im Stirnchakra laufen die Inhalte sämtlicher Bewusstseinsebenen zusammen. Gleichzeitig geben uns die geistigen Kräfte, die wir aus dem göttlichen Sein empfangen, alle Möglichkeiten zur Bewusstseinsentwicklung. Alles, was wir zur Entfaltung unseres Seins tun, jegliche Kreativität bis hin zur Medialität, befindet sich über das Scheitelchakra in ständiger Wechselwirkung mit dem Allbewusstsein. Sind unsere Bemühungen im Einklang mit den universellen Gesetzen, stehen uns die Helfer der Geistigen Welt nahe. Wenn unsere Handlungs-

und Denkmuster jedoch im Widerspruch zur Schöpfung sind, werden uns die Korrekturen über das Scheitelchakra erreichen. »Wer nicht an sich arbeitet, an dem wird gearbeitet.« Das nennen wir dann Schicksal.

Viele Probleme können diagnostiziert werden, indem man die Dynamik des Scheitelchakras, vor allem in Bezug auf die Kundalini und die anderen sechs Zentren beurteilt. Ist dieses Zentrum rund und von gleichmäßigem Licht, kann die Energie in alle darunter liegenden Chakren und von dort wieder hinauf fließen. Dann verschmilzt unser ganzes Wesen, unser multidimensionales Bewusstseinsfeld, mit dem Ganzen. Wenn das geschieht, sind psychosomatische Erkrankungen weitgehend verschwunden und der Mensch ist nur noch selten krank.

Bleibt die harmonische Verbindung zwischen allen anderen Chakren und dem Scheitelchakra erhalten, erwachsen aus diesem gesegneten Zustand Seligkeit, Heiligkeit und eine Vollkommenheit, die es erlaubt, das Allbewusstsein zu erreichen.

Die Erleuchtung ist nahe.

Die Nebenchakren

Die Nebenchakren haben bestimmte Funktionen, und das sind nicht die Funktionen der sieben Hauptchakren. Jedes Nebenchakra steuert spezielle Energieprozesse und kann energetische Lebensfunktionen ein- oder ausschalten, ohne dass die sieben Hauptchakren davon betroffen sind. Hauptchakren, Nebenchakren, Nadis und Meridiane bilden gemeinsam einen Schaltplan, der über Hormone, Enzyme und alle Energiesysteme den Lebenswillen aktiviert oder deaktiviert, beispielsweise, um schon gelebte und unnütze Ereignisse nicht mehr erleben zu müssen.

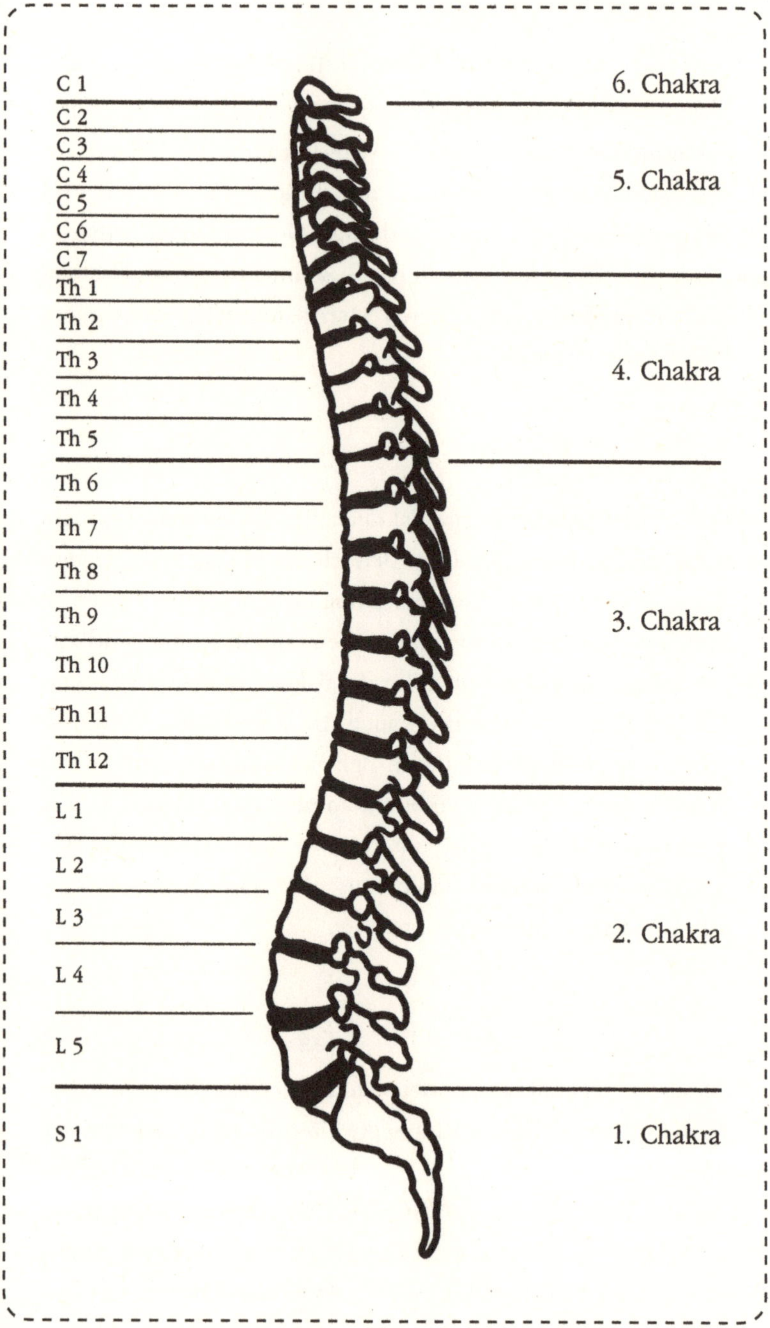

Abb. 2. Zuordnung der Wirbel zu den Chakren

Nebenchakra des Wurzelchakras

Dieses Nebenchakra befindet sich am Steißbein. Es beeinflusst zusammen mit der Energie des Wurzelchakras den Willen, die Wechselwirkung zwischen Ida und Pingala (Kundalini) und Sympathikus und Parasympathikus (Nerven) sowie jedwede muskuläre Körperkraft. Auch der Blasenmeridian mit all seinen Verbindungen zu den anderen Meridianen wird von diesem Nebenchakra beeinflusst.

Nebenchakren des Sakralchakras

Das in sich selbst bipolare Sakralchakra bildet sechs bipolare Nebenchakren: am Gesäß im Bereich der Hüftgelenke, in den Knien und an den Fußsohlen. Diese Nebenchakren stehen in Beziehung zum Ischiasnerv und zu den Fußreflexzonen und sorgen beim Gehen und Laufen für die Balance in den Füßen. Das Sakralchakra (es repräsentiert auch Angst und Mut, Vorwärtsgehen und Stillhalten) ist zum Beispiel dafür verantwortlich, dass wir »vor Angst kalte Füße bekommen« oder »keinen Schritt machen können« und prägt unseren jeweiligen Standpunkt. Wir gehen aus dem Sakralchakra heraus, aber seine Nebenchakren geben uns die dafür nötigen Impulse.

Nebenchakra des Milzchakras

Dieses Nebenchakra befindet sich auf der Körpervorderseite, an der untersten linken Rippe, etwa zehn Zentimeter von der Körpermitte entfernt. Die Stärke des Sonnengeflechts (und damit die Chemoelektrizität) hängt stark von diesem Nebenchakra ab. Es steht in direkter Beziehung zum Bauchspeicheldrüsenkopf. Dieses Nebenchakra beeinflusst die Produktion von Enzymen und Hormonen in der Bauchspeicheldrüse sowie deren Rückgewinnung aus dem quer liegenden Dickdarm.

Nebenchakra des Herzchakras

Das Herz-Nebenchakra befindet sich eine Handbreit unterhalb des Schlüsselbeins und eine Handbreit links von der Körpermitte. Es steuert die Sauerstoffverwertung, den Atem- und Herzrhythmus sowie den Blutdruck und ist maßgeblich an der Steuerung der Herzhormone beteiligt.

Nebenchakra des Halschakras

Das fünfte Chakra – ein weiteres bipolares Chakra – hat sechs bipolare Nebenchakren an den Schultern, Ellbogen und Händen. Diese Nebenchakren haben etwas mit »Begreifen« zu tun. Was der Kopf denkt, können die Hände ausführen oder eben nicht. Dann ist der Mensch handlungsunfähig und hat »keine Handhabe« oder »Ellbogenkraft«, also keine Durchsetzungsfähigkeit. Diese Nebenchakren sind stark mit unseren Emotionen verbunden und steuern den Energiefluss der Meridiane sowie die Heilkräfte in den Händen. Die Handchakren sind auch für die Formung der Handlinien verantwortlich.

Nebenchakra des Stirnchakras (Trafo)

Das Nebenchakra des Stirnchakras, das ich auch als »Trafo« (Kurzform für Transformator) bezeichne, ist die Schaltstelle für Macht und Ohnmacht. Es befindet sich am oberen Ende der Wirbelsäule, also am Atlas, dem ersten Halswirbel. Hier werden die auf- und absteigenden Nervenströme transformiert.

Der Trafo reagiert sehr empfindlich, zeigt oft Ausfälle und ist mitverantwortlich für viele nervlich bedingte Fehlfunktionen. Er steht in ständiger Wechselwirkung mit dem Nebenchakra des Wurzelchakras am Steißbein.

Nebenchakra des Scheitelchakras (Lebenskalender)

Das Nebenchakra des Scheitelchakras zeigt sich als energetisches Band, das sich vom Scheitelpunkt des Kopfes über den Hinterkopf bis zum Trafo zieht. Hier sind die Erlebnisse eines Lebens wie in einem Kalender gespeichert. Dieser »Lebenskalender« ist ein energetisches Gegenstück zu unseren Handlinien. Der Nullpunkt oder Geburtspunkt zeigt an, wann wir das Licht der Welt erblickten. Hinter dem der Scheitelpunkt entsprechen etwa zwei Millimeter jeweils einem Lebensjahr. Alle traumatischen Erlebnisse eines Lebens bleiben hier so lange gespeichert und greifen unbewusst in das Gesamtgefüge der Nebenchakren ein, bis sie aufgespürt und vom Gesamtbewusstsein erlöst werden.

3

Die Meridiane

Das Meridiansystem

Nach der traditionellen Auffassung, die in China bereits vor dreitausend Jahren vertreten und genau beschrieben wurde, sind wir, genau wie alle Phänomene im Universum, von vitaler Energie oder Lebenskraft umgeben. Es ist eine Energie, die wir mit der Luft und der Nahrung aufnehmen und die unseren Körper in Kanälen durchfließt, die als Meridiane oder Energieleitbahnen bezeichnet werden. Dieses alte chinesische Wissen hat seine Gültigkeit bis heute nicht verloren. Im Gegenteil, neu entwickelte Feinmessverfahren bestätigen es sogar.

Unsere Arbeit mit den Meridianen orientiert sich an der Elektroakupunktur nach Dr. Voll (EAV). Dieses System beruht auf der Traditionellen Chinesischen Medizin (TCM), ist aber nicht in allen Punkten mit ihr identisch. Die EAV-Messung wurde bereits 1955 von Dr. Reinhold Voll in Zusammenarbeit mit dem Physiker Dr. Werner entwickelt und wird über bestimmte Punkte an Händen und Füßen durchgeführt (siehe Abbildung 3 und Abbildung 4).

Machen wir uns also mit einigen Grundelementen dieses in uns wirkenden Systems vertraut.

1. Das Meridiansystem ist bipolar. Das heißt, jeder Meridian ist doppelt vorhanden, auf der rechten und auf der linken Körperseite.

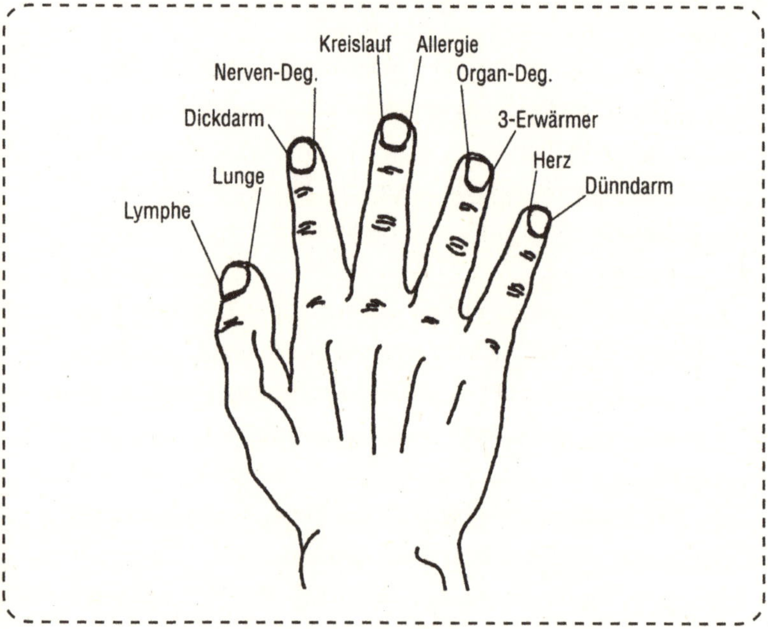

Abb. 3. Endpunkte der Meridiane an den Händen

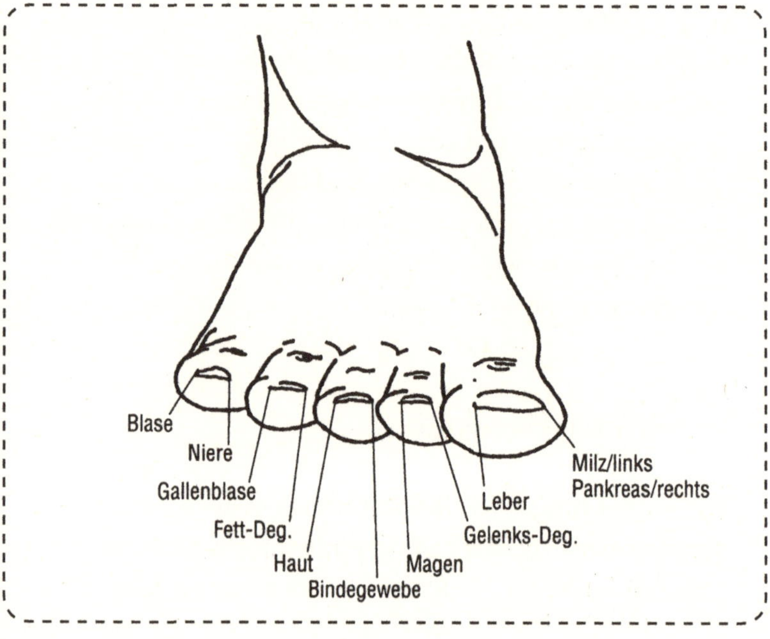

Abb. 4. Endpunkte der Meridiane an den Füßen

2. Das Meridiansystem ist biomagnetisch. Es braucht also keine materiellen Leiter wie beispielsweise die Nervenfasern im Nervensystem.
3. Die Energiedichte beziehungsweise Fließdynamik der Meridiane hängt stark vom Psychischen sowie von den Emotionen ab.
4. Das Meridiansystem ist ein offenes System. Über die Endpunkte der Meridiane treten Energien in den Organismus ein und fließen am Gegenpol wieder hinaus. Auf diese Weise finden viele außersinnliche Eindrücken beziehungsweise Informationen ihren Weg in unser Bewusstsein.
5. Das Meridiansystem befindet sich in ständigem Informationsaustausch mit dem Nervensystem.
6. Das steuernde Zentrum ist das Halschakra. Wenn dieses Chakra gestört ist, taumelt das gesamte Meridiansystem. Eine erfolgreiche Meridian-Behandlung hängt also stark vom Zustand des Halschakras ab.
7. Alle energetischen Strukturen – Körper, Seele und Geist – sind über ihre Lebensachsen miteinander verbunden und stehen in ständigem Austausch miteinander. Rückenmark, Hauptmeridian (Gouverneur), Kundalini.
8. Das Meridiansystem wirkt als Puffer für alle drei Energiesysteme. Durch verstärktes Aufnehmen oder Abgeben stützt es die Nerven und die Chakren.

Der Lymph-Meridian

Wenn der Lymph-Meridian stabil ist, gehen wir leicht und tänzerisch durchs Leben. Störungen in diesem Meridian machen dem Betroffenen deutlich, dass ihm genau das nicht mehr gelingt. Er muss sich wieder auf die wesentlichen Dinge im Leben konzentrieren: Liebe, Freude und Freiheit!

Krankheitsbilder

- *laufende Nase, vermehrter Speichelfluss*
- *Lymphstau, Zysten*
- *dicke Beine, geschwollene Knöchel, geschwollene Augen*
- *Wasser in der Lunge*

Suggestionen

1. Alles fließt und wird locker.
2. Von heute an kannst du dich frei entscheiden.
3. Leicht und frei gehst du durchs Leben.
4. Dein Bewusstsein geht von heute an in die Freiheit.
5. Du bist fest verankert in Liebe und Freude; du bist frei.
6. Du gibst dich dem Strom des Lebens hin.
7. Friede beherrscht dein Gemüt.

Der Lungen-Meridian

Die Lunge steht für die Fähigkeit, Leben in sich aufzunehmen und sich mit anderen (etwa Partnern, Kollegen, Familienmitgliedern) auszutauschen, auch über die Sprache (Kommunikation, Kontaktfreudigkeit, Gleichgewicht zwischen Geben und Nehmen). Außerdem liefert die Lunge die Wärme und den Sauerstoff für den ganzen Körper.

Krankheitsbilder

- *Erkältung, Bronchitis mit starker Schleimbildung (Lungenverschleimung)*

- *Heiserkeit am frühen Morgen*
- *Schwitzen zwischen 4.00 und 5.00 Uhr morgens*

Suggestionen

1. Von heute an kannst du frei mit anderen reden.
2. Liebevoll umarmst du deine Erfahrungen.
3. Du bist willens, dich zu wandeln.
4. Von heute an lernst du, alles mit Freude anzunehmen.
5. In vollkommenem Gleichmaß nimmst du Leben in dich auf.
6. Du sprichst und handelst in Harmonie.

Der Dickdarm-Meridian

Die wichtigste Funktion des Dickdarms besteht im Ausscheiden oder Abgeben. Dickdarmprobleme weisen darauf hin, dass man an alten Dingen hängt, an Erlebnissen aus der Vergangenheit. Man bewahrt das Alte in sich und läuft Gefahr, sich selbst zu vergiften. Störungen in diesem Meridian gehen meist auf unbewusstes Festhalten, Pessimismus, Geiz und Verlustangst zurück.

Krankheitsbilder

- *Verstopfung, Durchfall (ist aber meist ein Dünndarmproblem)*

Suggestionen

1. Leicht und frei lässt du alles los, was nicht zu dir gehört.
2. Du liebst dich und nimmst dich an.
3. Du bist es wert, geliebt zu werden.
4. Mit Leichtigkeit kannst du alles aufnehmen und abgeben.
5. Du löst die Vergangenheit auf, und sie löst sich von dir.

6. Du kannst neue Erfahrungen leicht und freudig annehmen und verdauen.
7. Indem du die Vergangenheit loslässt, kann sich Neues, Frisches und Vitales einstellen.
8. Du erlaubst dem Leben, durch dich zu fließen.
9. Du denkst klar und lebst friedlich und freudig im Jetzt.

Der Nerven-Meridian

Der Nerven-Meridian steht in Verbindung mit dem Stirnchakra. Wenn das Nervensystem zerrüttet ist, ist die Seele nicht in der Lage, Informationen aufzunehmen und zu verarbeiten und so den Körper zu stabilisieren. »Das nervt mich« oder »Das halte ich im Kopf nicht aus« sind Aussagen, die dieses Problem auf den Punkt bringen.

Krankheitsbilder

- *Nervosität, Nervenzusammenbruch*
- *Verkrampfung*
- *weiße Finger – Kältegefühl*
- *Gürtelrose*
- *Narben-Störfelder*

Suggestionen

1. Du gehst alle Entscheidungen ruhig und gelassen an.
2. Du findest Friedfertigkeit in dir.
3. Du bist voll konzentriert.
4. Nichts regt dich auf.
5. Dein Denken ist in Frieden.
6. Du bist ruhig und ausgeglichen.

7. Du kommunizierst mit Leichtigkeit und Freude.
8. Du bist in Sicherheit; es geht dir gut.
9. Du hast alle Zeit der Welt.
10. Du kommunizierst mit deinem Herzen; alles ist gut.

Der Kreislauf-Meridian

Der Kreislauf-Meridian ist der Gegenpart zum Dreifacherwärmer und wie dieser zuständig für den gesamten Organismus. Störungen in diesem Meridian können leicht zu Allergien führen. Der Kreislauf-Meridian steht für die Fähigkeit, Emotionen positiv zu empfinden und zum Ausdruck zu bringen.

Krankheitsbilder

- *Myome, wenn das Herzchakra schwach ist*
- *Durchblutungsstörungen*
- *Probleme mit dem Blutdruck*

Suggestionen

1. Dein Kreislauf hüpft vor Freude; du fühlst dich wohl.
2. In deinen Adern pulsiert grünes Licht.
3. Freude ist in dir; du freust dich.
4. Du hast die Freiheit, Liebe und Freude in jeden Teil deiner Welt zu bringen.

Der Allergie-Meridian

Eine Allergie ist eine Überreaktion auf als »feindlich« erkannte Stoffe – eine aus dem Bewusstsein in den Körper verlagerte

Form der Aggression. Allergien können als Folge bestimmter Verhaltensmuster entstehen, zum Beispiel der Neigung, unüberlegt zu handeln, sich immer gleich aufzuregen, nachtragend zu sein, sofort Feindbilder aufzubauen und so weiter. Manchmal treten Allergien zusammen mit einem bestimmten Problem auf und verschwinden wieder, wenn das Problem gelöst ist. Es gibt zwei Arten von Allergien, diejenigen auf Stoffe oder Materielles und diejenigen auf Gefühle und Sinneseindrücke.

Krankheitsbilder

- *viele unspezifische Krankheitsbilder*
- *geschwollene Hände und geschwollenes Gesicht*
- *Hautausschläge*
- *Atembeschwerden*
- *Kopfschmerzen*

Suggestionen

1. Du findest Frieden, weil du alles annehmen kannst.
2. Dein Bewusstsein dehnt sich aus und du findest Frieden.
3. Die Welt ist ein sicherer und freundlicher Ort.
4. Du bist im Frieden mit dem Leben.
5. Du bist eins mit allem Leben; du bist zu jeder Zeit in Sicherheit.

Der Organdegenerations-Meridian

Störungen in diesem Meridian gehen entweder auf eine angeborene Organschwäche, ein fehlendes Organ oder seelische Probleme zurück.

Krankheitsbilder

- *Erkrankungen diverser Organe*

Suggestionen

1. Du erkennst die Kraft deiner Regenerationsfähigkeit.
2. Leben ist Wandlung; mühelos erkennst du deinen Weg.
3. Die geistige Kraft, die du jetzt aufnimmst, wirst du zur Regeneration nutzen.
4. Das Leben stimmt dir zu.
5. Du wirst täglich neu geboren.

Der Dreifacherwärmer-Meridian

Der Dreifacherwärmer ist für die Wärmeregulation im gesamten Organismus zuständig. In seiner Rolle als Energieverteiler steht er mit praktisch allen Körperfunktionen in Verbindung.

Krankheitsbilder

- *kalte Füße und Hände*
- *Fieber*
- *dauerhaft zu hohe oder zu niedrige Körpertemperatur*

Suggestionen

1. Das Feuer des Lebens ist in dir.
2. Dein Körper nimmt Wärme und Wohlbefinden an.
3. Mut und Zuversicht tragen dich.

Der Herz-Meridian

Der Herz-Meridian ist für die gesamte Blutzirkulation des menschlichen Körpers mitverantwortlich, von der Arbeit des Herzmuskels über die Aufrechterhaltung des Herzrhythmus bis zur Sauerstoffverteilung. Störungen in diesem Meridian sind fast immer emotionale Störungen: Lieblosigkeit, mangelnde Selbstliebe, mangelndes Selbstvertrauen.

Krankheitsbilder

- *Spannungen im Brustkorb*
- *Herzprobleme wie Angina pectoris, Herzrhythmusstörungen und dergleichen*

Suggestionen

1. Du lässt die Liebe in dein Leben.
2. Du liebst und akzeptierst dich.
3. Die heilende Kraft der Liebe entspringt deinem Herzen.
4. Dein Herz schlägt im Rhythmus der Liebe.
5. Du bist eins mit allem Leben; alles ist gut.
6. Freude, Freude, Freude!

Der Dünndarm-Meridian

Der Dünndarm ist für das Verdauen sowohl von materieller Nahrung als auch von geistigen Inhalten zuständig. Störungen in diesem Meridian gehen oft auf ein Gefühl des Verlassenseins zurück und auf die Neigung, zu viel zu kritisieren und zu analysieren. Auch ein schwaches Immunsystem kann zu Störungen im Dünndarm-Meridian führen.

Krankheitsbilder

- *Immunschwäche*
- *Durchfall*
- *Pilzinfektionen*

Suggestionen

1. Leicht und mühelos nimmst du alle Eindrücke auf.
2. Du denkst klar und bist von Licht durchflutet.
3. Die Wärme des Lebens ist in dir; du fühlst dich geborgen.
4. Du bist im Einklang mit deiner Welt.

Der Blasen-Meridian

Der Blasen-Meridian ist der längste Meridian. Er hat mehr als sechzig Akupunkturpunkte und reicht auf beiden Seiten des Körpers vom Kopf bis zu den Zehen. Er beeinflusst unter anderem die Rückenmuskeln, die Ganglien und die Bauchorgane. Die Blase steht in ständiger Verbindung mit den Nerven. Wenn der Blasen-Meridian gestört ist, beginnt auch der Nerven-Meridian zu wackeln, was Störungen in allen Organen des Körpers auslösen kann. Störungen in diesem Meridian gehen meist auf existenzielle Ängste zurück.

Krankheitsbilder

- *Blasenentzündung, Reizblase, Blasenschwäche*
- *Schlafstörungen*
- *Ängste und Phobien*
- *Schmerzen im unteren Rücken*

Suggestionen

1. Leicht und mühelos lässt du das Alte gehen und heißt das Neue willkommen.
2. Du bist in Sicherheit.
3. Du überwindest jede Schwäche; du bist stark und mutig.
4. Mut und Zuversicht bestimmen dein Leben.

Der Nieren-Meridian

Die Nieren reinigen das Blutwasser und indirekt auch die Lymphe. Wenn die Nieren gut arbeiten, ist das Blut sauber (= Freude). Nierensteine sind wie alle Steine, die sich im Körper bilden, geronnene und verfestigte Energie. Herz und Nieren gehen eine enge Partnerschaft ein (»auf Herz und Nieren prüfen«).

Krankheitsbilder

- *Nierenschwäche, Nierenbeckenentzündung, Nierensteine*
- *Harnwegsinfektionen*
- *Haarausfall*
- *Migräne (der Schmerz steigt im Hinterkopf auf)*

Suggestionen

1. Du lässt deinen Gefühlen freien Lauf.
2. Von heute an weinst du nur noch Tränen der Freude.
3. Du lässt das Alte los und heißt das Neue willkommen.
4. Dir erwächst nur Gutes aus jeder Erfahrung.
5. Du bist willens, dich zu ändern; du liebst und akzeptierst dich.

Der Fettdegenerations-Meridian

Dieser Meridian verwaltet das Fett im Körper und steht in Verbindung mit der Gallenblase. Bei übergewichtigen Menschen ist der Fettdegenerations-Meridian oft gestört. Die Störung geht meist darauf zurück, dass sich der Betreffende häufig ausgenutzt und schutzlos fühlt und deswegen eine Fettschicht gegen Übergriffe von außen um sich herum aufbaut. Das ist ein verbreitetes Phänomen.

Krankheitsbilder

- *Übergewicht durch Wasseransammlung in den Zellen oder durch Aufschwemmen der Fettzellen*
- *Fehlfunktion der Schilddrüse*

Suggestionen

1. Alles in dir kommt ins Gleichgewicht und in Harmonie.
2. Du bist sicher in deinen Emotionen; von heute an stehst du über den Dingen.
3. Leicht und mühelos lässt du Altes los, damit Neues entstehen kann.
4. Liebevoll umarmst du deine Erfahrungen; Zufriedenheit ist dein Ziel.

Der Gallenblasen-Meridian

Der Gallenblasen-Meridian ist sehr lang. Ähnlich wie der Blasen-Meridian verläuft er auf beiden Seiten des Körpers vom Kopf bis zu den Zehen. Er steht vor allem für Kreativität und Freiheit. Störungen in diesem Meridian zeigen sich in der Regel, wenn die Kreativität unterdrückt wird und Aggressionen, Ärger und Unverständnis die Oberhand haben.

Krankheitsbilder

- *Gallenkoliken, Gallensteine*
- *Entscheidungsunfähigkeit*

Suggestionen

1. Von heute an gehst du den Weg der Leichtigkeit und der Freiheit.
2. Liebe und Zuversicht bestimmen dein Leben.
3. Für alles gibt es eine friedliche Lösung.
4. Du hast immer die Möglichkeit, den Weg der Freiheit zu gehen.
5. Du willst alles erlösen, was ohne Liebe und Freiheit ist.

Der Haut-Meridian

Die Haut ist das größte Organ des Menschen und erfüllt äußerst vielfältige Funktionen, unter anderem: Festigkeit, Abgrenzung und Schutz, Berührung und Kontakt, Ausscheidung und Aufnahme. Der Haut-Meridian kontrolliert aber nicht nur die Haut, sondern auch die Schleimhäute, die Nägel und die Haare. Störungen in diesem Meridian ergeben sich meistens aus einem Mangel an Festigkeit im Leben sowie aus dem Gefühl der Isolation, einem Mangel an Zärtlichkeit und dem daraus resultierenden Kontaktbedürfnis.

Krankheitsbilder

- *Hautkrankheiten*

- *Darmentzündungen*
- *Schleimhautprobleme*

Suggestionen

1. Deine Nachgiebigkeit und deine Zartheit werden zur Festigkeit.
2. Du fühlst dich wohl in deiner Haut.

Der Bindegewebs-Meridian

Das Bindegewebe verbindet die einzelnen Organe sowie die Muskeln, die Gelenke und das Skelett zu einem größeren Ganzen, nämlich der menschlichen Gestalt. Wenn der steuernde Meridian schwach ist, kann das Bindegewebe zu einer regelrechten Müllkippe werden, auf der alles abgelagert wird, was die Ausscheidungsorgane nicht aus dem Körper transportieren können. Ein schwaches Bindegewebe weist auch auf einen Mangel an Halt und innerer Spannkraft hin, der oft mit Ehrgeiz, einer verkrampften Lebenseinstellung und extremer Empfindlichkeit einhergeht.

Krankheitsbilder

- *Muskel- und Weichteilrheumatismus*
- *Ablagerungen an Fingern und Zehen, die sich entzünden können*
- *Wirbelgleiten, ausgelöst durch krankhaften Ehrgeiz*
- *Krampfadern, ausgelöst durch mangelnde Elastizität*
- *Verkrampfung*

Suggestionen

1. Du bist voller Kraft.

2. Dein Leben ist sinnvoll.
3. Du hast Halt in deinem Leben.
4. Du kannst alles ertragen, was dir widerfährt.

Der Magen-Meridian

Der Magen steht für die Aufnahme von Nahrung, aber auch von Vorstellungen und Ideen. Er produziert Säure, die für die Entgiftung des Körpers eine wichtige Rolle spielt. Der Zusammenhang zwischen dem Magen-Meridian und dem Gelenkdegenerations-Meridian ist dafür verantwortlich, dass ein Mensch, der ständig magenkrank ist, auch Gelenkprobleme bekommen kann. Störungen in diesem Meridian sind auf Probleme mit dem Annehmen und Verdauen neuer Eindrücke zurückzuführen. Auch der Glaube, nie genug zu sein und zu leisten, sowie das ängstliche Bemühen um die Anerkennung anderer Menschen führen zu Störungen im Magen-Meridian.

Krankheitsbilder

- *Gelenkprobleme*
- *Magengeschwüre, Magenprobleme*
- *Rheuma durch Übersäuerung*

Suggestionen

1. Mühelos verdaust du alle Eindrücke deines Lebens.
2. Du hast jetzt die Kraft, all deine Konflikte zu lösen.
3. Du liebst und akzeptierst dich.
4. Du nimmst in jedem Augenblick Neues in dich auf; alles ist gut.
5. Du bist mit dem Leben im Einklang.

Der Gelenkdegenerations-Meridian

Dieser Meridian ist dafür zuständig, dass Knorpel, Sehnen und Bänder geschmiert und erhalten werden. Störungen in dem Meridian gehen meist auf ein Problem zurück, das auf der materiellen Ebene liegt. Gelenkprobleme stehen für Probleme mit großen und kleinen Entscheidungen.

Krankheitsbilder

- *Arthritis (Folge eines zu starken Meridians; Überfunktion)*
- *Arthrose (Folge eines zu schwachen Meridians; Unterfunktion)*
- *Allergie (Folge eines Problems auf der materiellen Ebene)*
- *Wirbelsäulenprobleme (das Leben ist zur Last geworden)*
- *Einrosten von Gelenken (Angst, Fehler zu machen)*
- *gestörter Mineralstoffhaushalt*

Suggestionen

1. Du bist wendig und leicht; alle Entscheidungen triffst du leicht und kraftvoll.
2. Bereitwillig vertraust du dich dem Fluss der Wandlung an; dein Leben steht unter göttlicher Führung; du gehst immer in die beste Richtung.
3. Voller Liebe lässt du die Vergangenheit los und schreitest freudig weiter.
4. Die Vergangenheit ist vergeben und vergessen.
5. Das Leben begeistert dich; du bist voller Energie.
6. Du erhebst dich über alle Ängste und Begrenzungen.
7. Du lässt alles hinter dir, was unfrei macht, und stehst sicher auf beiden Beinen.
8. Du bist von heute an innerlich im Gleichgewicht.

Der Leber-Meridian

Die Leber ist ein sehr großes Organ mit einem ebenso großen Aufgabenspektrum. In ihrem Gewebe spielen sich vielfältige chemische Prozesse ab. Sie speichert Kohlenhydrate, produziert Eiweiß für die Blutgerinnung und Gallensäuren für den Fettabbau. Sie reguliert den Säure-Basen-Haushalt und übernimmt beim Embryo sieben Monate lang die Blutbildung. Die Leber erkrankt immer an einem Zuviel, an zu viel Umweltgiften und zu viel Alkohol, aber auch an zu viel Wut und Verzweiflung und sogar an zu viel Liebe.

Krankheitsbilder

- *Leberentzündung*
- *Leberschwäche*
- *Leberzirrhose*
- *Migräne (der Schmerz tritt im Gesicht auf)*
- *Verlust von Lebenskraft und Energie*

Suggestionen

1. Es gibt immer eine friedliche Lösung.
2. Du hast Mut und Selbstvertrauen.
3. Du denkst und handelst in Harmonie.
4. Liebe und Zuversicht begleiten dich.

Der Pankreas-Meridian

Die Pankreas oder Bauchspeicheldrüse hat zwei wichtige Funktionen: die Produktion des sogenannten Bauchspeichels, eines mit Enzymen durchsetzten Verdauungssaftes, der in den Darm abgegeben wird, und die Produktion von Hormonen zur Kontrolle des Blutzuckers, die ins Blut abgegeben werden. Die Unterproduktion der den Blutzucker regulierenden Hormone führt zu Diabetes, der Unfähigkeit, den mit der Nahrung aufgenommenen Zucker zu assimilieren. Zucker steht hier auch allgemein für das Süße im Leben, für kuschelige Wärme, Nähe und Berührung. Störungen in diesem Meridian weisen oft darauf hin, dass die Essenz der Seele angegriffen ist und es an Liebe und Geborgenheit fehlt. Resignation und das Gefühl, es im Leben nicht geschafft zu haben, können ebenso zu Problemen mit der Bauchspeicheldrüse führen wie ein Leben, das zäh abläuft, sowie Wut und Enttäuschung darüber.

Krankheitsbilder

- *Entzündung der Bauchspeicheldrüse*
- *chronische Krankheiten*
- *Infektionen*
- *Diabetes*

Suggestionen

1. Du betrachtest von heute an alles mit Freude und in Frieden.
2. Du findest immer eine harmonische Lösung.
3. Du verarbeitest die Eindrücke des Lebens mit Leichtigkeit.
4. Deine Kreativität ist grenzenlos; du bist frei in deinen Entscheidungen.

5 Dein Leben ist süß.

6. Du allein erzeugst die Süße und die Freude in deinem Leben.
7. Du liebst und akzeptierst dich; du bist liebevoll und liebenswert.

Der Milz-Meridian

Die Milz reinigt das Blut, ist für die Entwässerung zuständig, holt die Enzyme zurück und stärkt die Mitte. Sie wird krank, wenn der Mensch von einer Idee besessen oder einer Sache zu stark verhaftet ist.

Krankheitsbilder

- *Entzündung der Bauchspeicheldrüse*
- *Milzerkrankung*
- *Blutschwamm auf der Milz*
- *Bakterien in der Milz*
- *chronische Krankheiten*
- *Infektionen*

Suggestionen

1. Du betrachtest alles mit Freude und in Frieden.
2. Du verarbeitest die Eindrücke des Lebens mit Leichtigkeit.
3. Deine Kreativität ist grenzenlos.
4. Du liebst und akzeptierst dich; du bist liebevoll und liebenswert.
5. Es gibt immer eine harmonische Lösung.

4

Allgemeines zu Symptomen und Krankheiten

Wichtiger Hinweis!

Bei lebensbedrohlichen Erkrankungen oder Verletzungen, etwa bei Atemstillstand, Herzversagen, schweren Verletzungen mit Blutverlust, Ohnmacht oder krampfartigen Bauchschmerzen, sollte sofort ein Arzt geholt werden, denn der Notfall ist nichts für den Geistheiler. Wohl aber kann er den Klienten bis zum Eintreffen des Arztes mit Energie versorgen oder sogar Krämpfe und Schmerzen abmildern, indem er die Energie von der schmerzenden Stelle abzieht oder – zum Beispiel bei Ohnmacht – Leben spendende Energie schickt.

Symptome

Symptome sind Signale des Gesamtbewusstseins – Körper, Seele, Geist –, die darauf hinweisen, dass etwas aus dem Gleichgewicht geraten ist und korrigiert werden möchte. Oft können Sie dieses Gleichgewicht ohne großen Aufwand und mit Hilfe Ihres gesunden Menschenverstandes wiederherstellen. Wenn Sie an sogenannten »Bagatellsymptomen« leiden, werden Sie natürlich keinen Geistheiler und meist noch nicht einmal einen Arzt aufsuchen, sondern sich einfach mehr Ruhe, Bewegung, eine Ernährungsumstellung oder etwas dergleichen gönnen, kurz, sich mit ganz einfachen Mitteln selbst helfen.

Aus der Sicht des Heilers oder Energietherapeuten stellt sich die Situation im Körper so dar: Die Energiesysteme befinden sich ständig in einer fragilen Balance und geraten hier und dort auch mal in eine Schieflage. Dann kommt es zu Symptomen, die sich bis zum Ausbruch einer Krankheit steigern können. Würde man beispielsweise die Meridiane ständig messen, könnte man schon zwei bis drei Tage vor Auftreten eines Symptoms erkennen, was sich zusammenbraut. Wenn der Körper mit bestimmten Bedingungen (Nahrung, Umwelt) nicht fertig wird, die Seele mit bestimmten Situationen (andere Menschen, Lebensumstände) nicht klar kommt oder das Gesamtbewusstsein den Bezug zur höchsten Ordnung verloren hat und sich nicht mehr an der Ganzheit orientieren kann, werden in den verschiedenen Energiebereichen flackernde Fehlsteuerungen erkennbar. Entweder vergehen diese Fehlsteuerungen wieder oder sie entwickeln sich zur Krankheit.

Als Heiler oder Energietherapeut versucht man, die Ursachen dieses stolpernden Systems zu erfassen und es wieder auszugleichen. Manchmal gelingt das bereits im Vorfeld, manchmal erst nach dem Zusammenbruch einer ganzen Informationskette, der bereits in die Krankheit geführt hat.

Krankheiten

Wir als Heiler sehen in einer Krankheit einen für das Bewusstsein notwendigen Lernprozess. Chronische Krankheiten sind ins Stocken geratene Lernprozesse, die nicht mehr von selbst in Gang kommen. Das heißt: Die Seele, das Unbewusste, kann sich nicht mehr in einen harmonischen, der Vollkommenheit nahen Zustand bringen. Das kann verschiedene Ursachen haben:

- Umweltbedingungen setzen die Seele so sehr unter Stress, dass sie keinen Ausweg mehr sieht.
- Falsche Ernährungs- und Lebensgewohnheiten führen zu Fehlfunktionen.
- Freude und Lust am Leben sind nicht mehr vorhanden.

Solange das Bewusstsein noch kreativ arbeitet und Freude am Leben hat, kann eine Krankheit nicht chronisch werden. Solange das Gesamtbewusstsein noch nach Erkenntnissen und Lösungen sucht, kann es jede Krankheit überwinden. Bei chronischen Krankheiten, also bei Krankheiten, die sich festgesetzt haben und als Dauerschmerz oder dauerhafte Fehlfunktion bemerkbar machen, gilt es herauszufinden, woran es der Seele fehlt. Also versucht man mit Hilfe gezielter Fragen den Hintergrund auszuleuchten, der zu einer bestimmten Fehlsteuerung geführt hat. Zum Beispiel kann man den Kranken fragen: »Hast du noch Freude am Leben?« »Glaubst du, dass Gott dich liebt?« »Möchtest du noch lernen und dein Bewusstsein erweitern?«

Wenn die Bereitschaft zu lernen nicht mehr da ist, findet auch auf der körperlichen Ebene kaum mehr ein Wachstums- und Regenerationsprozess statt. Begeistert sich der Kranke jedoch für etwas, ist eigentlich schon alles gewonnen, denn in der Begeisterung liegt der Geist selbst. Und da die Geistheilung mit einer großen Vielfalt von Informationen arbeitet, die dem Menschen zugeführt werden, ist ein Mensch, der sich noch begeistern kann, von einem Geistheiler leicht zu behandeln.

Unsere Aufgabe als Heiler besteht darin, die Seele wieder in den Fluss des Lebens zu bringen. Oft müssen wir den Menschen hinter dem Menschen suchen, und uns fragen: Was will dieser Mensch? Wo führt sein Lebensweg hin? Es gibt Menschen, die nur deshalb Angst haben, weil sie glauben, dass umso mehr Not und Elend über sie hereinbricht, je älter sie werden. Wenn er es mit chronischen Erkrankungen zu tun hat, besteht die erste Aufgabe des Heilers also darin, Freude und Begeisterung zu vermitteln.

Funktionsstörungen im Energiesystem oder: Wo lassen wir zu, dass wir krank werden?

Obwohl wir in diesem Teil des Buches auch noch auf einzelne Symptome und Krankheiten eingehen werden, spielen die medizinischen Namen der Krankheiten für einen Heiler eigentlich keine Rolle, denn er beurteilt nur Funktionsstörungen im Energiesystem und behandelt, indem er Energie und Information schickt, wenn Energie fehlt, oder Energie wegnimmt, wenn zu viel davon vorhanden ist. Das tut er aber nicht, weil der Klient beispielsweise ein Magengeschwür hat, sondern vielmehr, weil etwas im Energiesystem dieses Menschen Wildwuchs oder Infektionen zulässt. Wir dürfen nicht vergessen: Die Krankheiten, die wir alle entwickeln, lassen wir zu. Wir lassen zu, dass etwas von außen kommt und uns krank macht. Wir lassen zu, dass wir mit unserem Fehlverhalten psychosomatische Störungen entwickeln. Ein Heiler muss Symptome und Krankheiten also immer in einem größeren Zusammenhang sehen. Daher werden wir den Körper in Übereinstimmung mit den Energiezentren zunächst in größere Regionen einteilen, denen dann wieder einzelne Symptome und Krankheiten zugeordnet werden können.

∽ Der Bewegungsapparat

Der Bewegungsapparat ist für unsere Beweglichkeit in der Welt zuständig, und zwar im weitesten Sinne: Mit den Füßen stehen wir einerseits fest auf dem Boden, andererseits tragen uns Beine und Füße, wohin wir auch gehen wollen. Mit den Händen und Armen können wir alle möglichen Arbeiten verrichten und die Finger geben uns Fingerfertigkeit (die Möglichkeit feinster Bewegungen). Wir können unsere Arme aber auch einsetzen, um andere Menschen zu umarmen, und die Hände, um Dinge zu halten oder uns an etwas festzuhalten. Mit den Händen ernähren wir uns, wir können sie aber auch zur Faust ballen. Wir können damit schlagen und streicheln, und ebenso beten. Mit unseren Armen und Beinen haben wir also sehr komplexe Ausdrucksmöglichkeiten, und Störungen des Bewegungsapparates geben demnach Aufschluss über vielfältige Hintergründe fehlgeleiteter Verhaltensweisen.

Arme und Beine werden vom Sakralchakra und vom Halschakra aus gesteuert. Das Sakralchakra steuert über die Motive eines Menschen die Bewegung. Wenn eine Krankheit in den Beinen entstanden ist, kann es sein, dass der Betroffene falsche Schritte unternimmt oder sich nicht mehr traut, sich zu bewegen, rücksichtslos vorangeht oder ängstlich in seinen Entscheidungen ist. Unser Verhalten steht immer in Bezug zum Sakralchakra. Wenn es um die Art des Handelns geht, also um die Frage, ob ein Mensch rücksichtslos oder gar brutal oder aber liebevoll handelt, haben wir es mit einem Bezug zum Halschakra zu tun. Über diese beiden Chakren und über die Bewegung des Körpers einschließlich der Fehlfunktionen zeigt sich unser Bewusstsein. Entwicklung ist immer ist immer einhergehend mit Bewegung.

Die Kraft des Bewegungsapparats wird von den Verdauungsorganen bereitgestellt. Muskeln, Sehen, Bänder und das gesamte Knochengerüst werden über den Blutstrom von den Verdauungsorganen aus ernährt. Ist die Versorgung schwach, ist auch unsere Haltung schwach.

Das Wurzelchakra ist der Impulsgeber des Bewegungsapparats, aber es liefert lediglich die Antriebsenergie. Wenn Menschen einzig aus dem Antrieb heraus handeln, den das Wurzelchakra bereitstellt, und weder Vernunft noch Lebenserfahrung mit einsetzen, ist ihre Handlungsweise oft unverständlich oder sie handeln gänzlich unbewusst. Das Wurzelchakra allein verfügt nicht über die Fähigkeit des Gesamtbewusstseins zur logischen Auseinandersetzung und soll auch gar nicht darüber verfügen.

Bei sämtlichen Störungen des Bewegungsapparats muss das Wurzelchakra in Bezug zu allen anderen Körperregionen betrachtet werden. Ein Ausfall des Wurzelchakras in Bezug beispielsweise zum Herzchakra führt unweigerlich dazu, dass die Muskulatur im Brustraum Schwächen zeigt.

Kopf- und Halsregion

Oberhalb des Herzchakras beginnt die geistige Region mit dem Halschakra, dem Stirnchakra und dem Scheitelchakra. Das Halschakra steuert das Meridiansystem und einen Großteil der gesamten Psychosomatik, während das Stirnchakra für die Steuerung des Nervensystems zuständig ist. Die Bereiche Nervensystem/Bioelektrizität und Meridiane/Biomagnetismus bilden eine Einheit, ähnlich wie in der Physik, wo Magnetismus und Elektrizität nicht für sich existieren, sondern immer einander bedingen. Es gibt nur den Elektromagnetismus in seinen verschiedenen Anwendungsformen, die wir auch in der Technik nutzen – und genauso ist es im Leben.

Die Sinnesorgane sind dem Stirnchakra zugeordnet, die psychisch-emotionalen Bereiche dem Halschakra. Wenn das Zusammenspiel dieser beiden Chakren gestört ist oder in einem der beiden Chakren Unvollkommenheiten vorhanden sind, entstehen ganz bestimmte Krankheitsbilder. Beim Heilen unterscheiden wir zwischen Störungen, die nervlich bedingt sind (Stirnchakra) und zum Beispiel Schmerzen im Körper verursachen, und emotionalen Belastungen, die Unzufriedenheit oder Aggression hervorbringen (Halschakra) und seelischen Schmerz verursachen.

Brustraum

Krankheiten oder Krankheitsbilder des Brustraums haben immer mit Geben und Nehmen zu tun: Ein Atemzyklus besteht aus Einatmen (Nehmen) und Ausatmen (Geben); das Herz gibt dem Körper über den Blutstrom etwas und bekommt mit dem Rückstrom etwas zurück. Wenn ein Mensch Schwierigkeiten mit dem Rhythmus des Gebens und Nehmens hat, erkrankt er im Brustbereich und entwickelt Atemstörungen (etwa Asthma), Kreislaufstörungen, Blutdruckstörungen oder allgemeine Durchblutungsstörungen.

Störungen im Brustbereich haben aber häufig auch etwas mit den Wirbeln zu tun. Gerade in diesem Bereich, wo das Rückgrat durch die Rippen ziemlich stabil und steif ist, sind Wirbelverschiebungen sehr schwer festzustellen und nicht weniger schwer zu behandeln. Hier ist das Geistige Heilen von besonderem Wert. Damit hat man die Chance, die seelischen Bedürfnisse eines Menschen zu erfassen und ihn von innen aufzurichten. Oft führen schon einfache Zug- und Druckbewegungen zu einer Regulierung der Wirbel.

Bauch

Die beiden Chakren im Bauchbereich (Sakral- und Milzchakra) steuern die Stoffwechselorgane sowie das Aufnehmen, Verarbeiten und Ausscheiden von Nahrung – über den Darm, über Nieren und Blase und vor allem über die Haut, zu der auch die Haare und die Nägel gehören.

Erkrankungen im Bauchbereich haben sehr oft etwas mit einer mangelhaften Verarbeitung der von außen kommenden Eindrücke zu tun oder mit der Unfähigkeit, Konflikte zu lösen – etwas zu »verdauen«. Diese Unfähigkeit oder Kraftlosigkeit kann lähmende Angst verursachen, die bis zur Selbstvergiftung führt, oder auch ständigen Ärger darüber, dass man dieses oder jenes nicht verträgt. Dann wird der Mensch sauer und es entstehen Krankheiten, die dem rheumatischen Formenkreis zugeordnet werden.

Die meisten psychosomatischen Erkrankungen betreffen die Bauchorgane. Besonders das Milzchakra ist von wichtigen Organen umgeben, die für psychosomatische Reaktionen typisch sind. Hier liegen zum Beispiel die Bauchspeicheldrüse, deren Enzymproduktion gestört sein kann, wenn der Mensch unzufrieden ist und das Leben ihm hart erscheint; der Magen, dessen Aufgabe darin besteht, Eindrücke zu verdauen und Konflikte aufzulösen; die Galle und die Leber, die erkranken, wenn es dem Menschen nicht gelingt, aggressives Verhalten abzufedern oder durch eigenes aggressives Verhalten endlich mal über sich hinauszuwachsen, um einen Konflikt zu verarbeiten. Die Galle entwickelt eine spezielle Kreativität, um schwer Verdauliches wie Fette oder Rohkost aufzuspalten. Daher steht sie in der Psychosomatik symbolisch dafür, dass selbst die schwierigsten Situationen durch kreatives Verhalten gemeistert werden können – oder eben nicht. Dann haben wir noch den Dünndarm und den Dickdarm, wo Störungen unter anderem durch krankhaftes Festhalten entstehen können (Verstopfung = Geiz = die Vergangenheit nicht loslassen wollen). Die Nieren und die Blase reagieren besonders sensibel auf Gefühle.

Erkrankungen im gesamten Bauchbereich haben also häufig mit der seelischen Verfassung des betroffenen Menschen zu tun und mit seiner Unfähigkeit, in der äußeren Welt für sich Klarheit zu schaffen. Der Mensch ist dann nicht in der Lage, seine eigene innere Welt zu ordnen und scheitert im Außen, indem er physische Erkrankungen entwickelt, die aber nur ein Spiegelbild seiner inneren Unfähigkeit sind.

Krankheiten im Bereich der Bauchorgane müssen meist in mehreren Sitzungen behandelt werden, weil wir es hier mit einem sehr komplexen, fein abgestimmten System zu tun haben. Es gibt so viele Faktoren in den Bauchorganen, die sich gegenseitig stören können, dass es zu den unterschiedlichsten Verstimmungen in diesem System kommen kann, die wiederum eine Vielzahl von Symptomen hervorrufen können. Deswegen ist beträchtliche Erfahrung erforderlich, um die wahren Hintergründe einer Erkrankung zu erkennen. Dabei verlassen wir uns beim Heilen anfangs auf die großen Heilkräfte, die durch uns hindurch fließen, schicken alles in die beiden Bauchchakren (Sakral- und Milzchakra), korrigieren die zuständigen Meridiane und warten dann ab, wie sich der Kranke erholt. In der Regel sind mehrere Behandlungen nötig, bis die innere Ordnung wiederhergestellt ist. Mitbeachtet werden sollten auch immer die Lendenwirbel und die unteren Brustwirbel, deren nervliche Versorgung über die Bauchorgane erfolgt. Behält man die beiden Bauchchakren im Blick, findet sich auch hier schnell der Hintergrund einer Störung.

Ganzkörpererkrankungen

So wie wir uns im täglichen Leben manchmal auf Spezialaufgaben konzentrieren müssen, muss sich auch unsere Seele auf

Spezialaufgaben konzentrieren, wenn es darum geht, den Körper zu steuern. Andererseits muss sie stets das Ganze in Betracht ziehen, so wie wir im täglichen Leben ebenfalls das Ganze im Auge behalten müssen und uns nicht in Kleinigkeiten verlieren dürfen. Bei Menschen, deren Krankheiten nicht organspezifisch sind, ist genau das geschehen: Sie sehen das Ganze nicht mehr. Das bedeutet für den Heiler, dass er den Kranken auf das aufmerksam machen muss, was er aus den Augen verloren hat. Er muss ihm buchstäblich die Augen öffnen und ihm helfen, sein Bewusstsein zu erweitern.

Die Notwendigkeit einer Bewusstseinserweiterung zeigt sich in einer deformierten Schwingung im Scheitelchakra, die mit dem sogenannten VivoMeter gemessen oder gesehen werden kann. Diese Einhandrute (Abbildung 6) zeigt dann unrunde Schwingungen über dem Kopf, in Form eines stehenden Ovals oder eines Eies, der Aurasichtige erkennt es an Farbschattierungen im Scheitelchakra – häufig sind es Blautöne. Das ist der Hinweis: Dehne dein Bewusstsein aus! Blau ist die Farbe des Halschakras. Sie kann eingesetzt werden, wenn es einem Klienten an Bewusstsein mangelt und er keine Lust hat zu lernen.

Ganzkörpererkrankungen erfordern eine besondere Sichtweise, die das Ganze betrachtet, also alle Möglichkeiten, die der Mensch nicht hat. Und dann fragt man sich: Was kann derjenige nicht? Wo fehlt ihm etwas? Das ist nicht im intellektuellen Sinne gemeint, sondern betrifft die Bereiche Glauben und Vertrauen. Gespräche über Glauben oder Urvertrauen oder Vertrauen zu sich selbst führen sehr schnell dorthin, wo die Schwäche ist, wo etwas fehlt. Bei Ganzkörpererkrankungen muss man also mehr Gespräche führen als bei allen anderen Erkrankungen.

5

Symptome und Krankheiten von A bis Z

Nachfolgend wird in Zusammenhang mit einzelnen Symptomen oder Krankheiten auf bestimmte Energiemuster hingewiesen, die für die jeweiligen Symptome charakteristisch sind. Unsere Liste erhebt keinen Anspruch auf Vollständigkeit, sondern beruht auf Durchschnittswerten, die wir bisher in unserer Arbeit ermitteln konnten. Man kann nicht alles sehen und beschreiben, denn jeder Mensch ist einzigartig und entwickelt auch einzigartige Fehlfunktionen.

Abgeschlagenheit, Müdigkeit, allgemeine Erschöpfung, Apathie

Wenn dieses Symptom ohne ersichtlichen Grund auftritt, liegt wahrscheinlich eine Störung im Energiesystem (Chakren, Meridiane) vor, die eine allgemeine Erholung nicht zulässt. Die Hauptursache dafür ist im Wurzelchakra zu suchen, denn es ist der Energielieferant schlechthin. Von hier kommt unsere Lebensdynamik.

Tritt das Symptom in Zusammenhang mit bestimmten Personen oder Situationen auf, handelt es sich wahrscheinlich um eine Abwehrreaktion des Körpers gegen Ansprüche von außen beziehungsweise gegen unausgesprochene Konflikte. Eine Fehlsteuerung im Halschakra, wo Aggression und Depression ausgesteuert werden, ist dann dafür verantwortlich, dass die depressive Seite in den Vordergrund tritt.

Chronische Müdigkeit kann aber auch von einer Störung im Stirnchakra verursacht werden. Man muss also prüfen, ob die Beziehung aller anderen Chakren zum Wurzelchakra in Ordnung ist. Wenn es gelingt, diese Beziehung wieder auszugleichen, verschwinden die Symptome meistens in kürzester Zeit.

Apathie kann durch einen Zusammenbruch der Kundalini-Energie ausgelöst werden. Oft ist beispielsweise zu beobachten, dass die Kundalini am Halschakra aufhört und sich eine Aura bildet, die nur von den Schultern bis zu den Füßen reicht. Das heißt: Der Kopf befindet sich oberhalb der Aura. Das ist ein Problem, dessen Hintergrund schwer aufzudecken ist. Manchmal geht es auf ein Schockerlebnis zurück und manchmal ist der Atlas verschoben. Es ist uns jedenfalls bei vielen solcher Fälle gelungen, den Verursacher aufzudecken und die Fehlfunktion mit Erfolg zu behandeln.

Fallbeispiel

Ein 55-jähriger Restaurantbesitzer klagte über schnelle Ermüdung und zunehmende Konzentrationsschwäche. Zusätzlich litt er schon seit Jahren unter Rückenschmerzen. Ich untersuchte zunächst die Bereiche, die bei Schwäche in den Vordergrund treten: Das Wurzelchakra und auch alle anderen Chakren bis zum Halschakra waren in Ordnung. Lediglich das Stirnchakra zeigte eine auffällig kleine Schwingung, als sei die Energie nicht bis dort hinauf gelangt. Als ich die Aura untersuchte, stellte ich fest, dass sie im Kopfbereich nur leicht glomm, während sie auf Höhe der Schultern voll ausgeprägt war. Es musste also irgendwo ein Stau entstanden sein. Die Staustelle war auch schnell gefunden. Es handelte sich um den Trafo (Nebenchakra des Stirnchakras). In diesem Bereich werden die Informationen, die aus dem Rumpf zum Kopf fließen, transformiert und für unsere Wahrnehmung aufgearbeitet. Die Blockade führte nun unter anderem dazu, dass das Milzchakra, der Sitz unserer intuitiven Weisheit, keinerlei Verbindung zum Stirnchakra mehr hatte. Dadurch waren nicht nur Müdigkeit und Schwäche entstanden, sondern auch Konzentrationsschwäche, weil die gefühlsmäßig-intuitiven Bereiche nicht in die bewusste Wahrnehmung gelangten. Eine Übung (Kopf nach rechts und links drehen) zeigte außerdem, dass die Bewegungsfähigkeit des Klienten auf der einen Seite eingeschränkt war.

Der Trafo wurde also mit heilenden Händen korrigiert, bis der energetische Fluss da war. Dann musste der Klient ein paar Lockerungsübungen für den Schulterbereich machen. Anschließend wurde die Verbindung Milzchakra/Stirnchakra gemessen. Sie war in Ordnung, ein Zeichen dafür, dass die beiden Chakren wieder zusammenarbeiteten. Deutlich zu sehen war außerdem, dass der Klient eine viel gesündere Gesichtsfarbe bekam. Während er vorher ziemlich fahl im Gesicht gewesen war, wirkte er jetzt deutlich belebt. Die Belebung hielt auch an, und der Klient war nach der Behandlung wieder voll leistungsfähig.

Abwehrschwäche

Bei allgemeiner Abwehrschwäche (Immunschwäche) liegen wahrscheinlich eine Störung im Herzchakra (Thymusdrüse) vor sowie eine Kommunikationsstörung zwischen dem Milzchakra und dem Herzchakra. Auch Allergien können als Auslöser eine Rolle spielen. Daher sollte der Allergie-Meridian unbedingt mitüberprüft werden.

Als weitere Verursacher kommen in Frage: ein Mangel an Vitaminen (vor allem Vitamin D) sowie Spurenelementen (Zink und Natriumchlorid) oder zwischenmenschliche Probleme, eine energetische oder andersgeartete Belastung des Bettplatzes und Fehlstellungen des 8. und 9. Brustwirbels.

Je nach Verursacher kann neben der Korrektur der betroffenen Chakren und des Allergie-Meridians eine komplette Ernährungsumstellung, eine psychotherapeutische Behandlung oder eine chiropraktische Behandlung angezeigt sein.

Allergien

Wir unterscheiden zwischen körperlicher Allergie (Überreaktion des Körpers auf bestimmte Stoffe, etwa Lebensmittel) und seelischer Allergie. Beiden liegen Störungen im Herzchakra (Thymusdrüse) sowie eine Kommunikationsstörung zwischen dem Herzchakra und den darüber liegenden Chakren (Hals- bis Stirnchakra, manchmal sogar Scheitelchkara) zugrunde.

Bei der körperlichen Allergie können außerdem folgende Meridiane betroffen sein: Allergie-, Nerven-, Dickdarm- und Dünndarm-Meridian.

Auch Fehlstellungen des 8. und 9. Brustwirbels sollten als Verursacher in Betracht gezogen werden.

Die Therapie eines Geistheilers besteht darin, die genannten Energiesysteme auszugleichen. Begleitend dazu kann – je nach Verursacher der Allergie – eine Ernährungsumstellung, die Entstörung des Bettplatzes, eine Psychotherapie und/oder die Behandlung durch einen Chiropraktiker angezeigt sein.

Jede Art von Allergie hat einen erregenden, aggressiven Aspekt. Es kann beispielsweise sein, dass ein Ärgernis nicht aufgelöst werden konnte oder einfach geschluckt werden musste, weil die Umstände es nicht anders zuließen. Der in sich ruhende

Mensch, der zufrieden durchs Leben geht, wird niemals Allergien bekommen. Aber da die meisten Menschen – oft unterschwellig – über ein gewisses Maß an emotionaler Aggressivität verfügen, wird es immer Allergien geben.

Fallbeispiel

Eine Klientin litt seit zehn Jahren unter Hautjucken, und zwar so heftig, dass sie manche Nacht überhaupt nicht schlafen konnte. Von der Schulmedizin waren die Beschwerden als Allergie diagnostiziert worden. Unsere Untersuchung über den Haut-Meridian, den Allergie-Meridian, das Sakralchakra (kontrolliert die Haut) und das Herzchakra mit der Thymusdrüse (hier zeigen sich allergische Reaktionen) erbrachte leichte Belastungen. Diese Messergebnisse waren aber nicht aussagekräftig genug, um das quälende Hautjucken hinreichend zu erklären. Ich fragte daher nach, wann die Beschwerden begonnen hatten, und erfuhr, dass die Klientin seit ihrem 35. Lebensjahr daran litt. Also untersuchte ich den Lebenskalender und fand eine dramatische Phase zwischen dem 28. und dem 32. Lebensjahr. Zu dieser Zeit hatte es in der Familie der Klientin eine heftige Auseinandersetzung gegeben, die zur Trennung von ihrem Ehepartner, den Schwiegereltern und dem gemeinsam geführten Geschäft geführt hatte. Ein Jahr nach der Trennung (die Klientin war jetzt 33 Jahre alt) begann die Auseinandersetzung auf der materiellen Ebene (Gütertrennung), die mit einem Gerichtsurteil im 35. Lebensjahr der Klientin endete.

Aus diesem Drama hätte sich auch jede andere Krankheit entwickeln können, aber offenbar waren der Allergie- und der Haut-Meridian sowie die Thymusdrüse die »Schwachstellen« im Gesamtsystem dieser Klientin.

Meine Behandlung bestand nun darin, dass ich die Ereignisse im Lebenskalender zusammen mit meinen geistigen Helfern entschärfte. Danach ergab die Messung, dass die Meridiane in Ordnung waren. Nur das Herzchakra mit der Thymusdrüse musste noch extra behandelt werden. Unmittelbar nach der Korrektur des Lebenskalenders verspürte die Klientin eine Wärmewallung, die das Hautjucken linderte. Wenige Minuten nach der Behandlung waren die Beschwerden ganz verschwunden.

Dieser Fall macht deutlich, dass unerlöste Konflikte in jedem Fall vorrangig behandelt werden müssen.

Alzheimer

Aus energetischer Sicht ist Alzheimer eine Störung der Lebensenergie und der damit verbundenen Regulierungssysteme. Daher müssen alle Energiesysteme in Verbindung zum Stirnchakra überprüft werden.

Hier haben wir es jedoch mit einem sehr schwierigen Krankheitsbild zu tun, denn das Gehirn hat nicht die gleichen Regenerationsmöglichkeiten wie alle anderen Körperteile. Wenn Gehirnzellen zerstört sind, bleiben sie zerstört.

Geistheilung ergibt bei Gehirnerkrankungen wie Alzheimer nur dann Sinn, wenn der Hintergrund der Erkrankung erkannt und erlöst werden kann.

Unsere Tests mit zahlreichen Alzheimer-Klienten haben ergeben, dass meist eine Schwermetallbelastung in den Gehirnzellen vorliegt. Diese Schwermetalle auszuleiten ist eine Kunst. Es gibt spezielle Ausleitungsverfahren, die von vielen Ärzten angeboten werden. Darüber hinaus testen einige Heiler Substanzen aus, die als Ausleitmittel bekannt sind.

Ich sage nicht, dass Geistheiler bei Alzheimer keine Chance haben, betone aber noch einmal, dass wir unsere Möglichkeiten einzig dann nutzen können, wenn die Hintergründe der Erkrankung aufgedeckt sind. Erfolge gibt es, und ein Versuch lohnt sich immer, aber wir bewegen uns hier auf einem schwierigen Terrain, zumal sich Korrekturen selten als spontane Reaktionen zeigen, sondern meist nur als ganz allmähliche Prozesse oder darin, dass die Krankheit zum Stillstand kommt und sich nicht weiterentwickelt.

Angina pectoris

Hauptursache ist eine Störung im Herzchakra. Außerdem ist meist die Kommunikation zwischen dem Halschakra, dem Stirnchakra und dem Scheitelchakra gestört. Zusätzlich sollten der Herz-, der Kreislauf- und der Lymph-Meridian auf Störungen überprüft werden. Eine Fehlstellung der Brustwirbel 1 bis 3 kommt ebenfalls als Ursache in Betracht.

Bei der Behandlung müssen die Chakren und Meridiane ausbalanciert werden. Die Behandlung sollte mindestens zehn Mal in angemessenen Abständen durchgeführt werden.

Begleitend sollten im Rahmen einer Wassertherapie mindestens drei Liter Wasser (reines Wasser!) täglich getrunken werden. Die Wirbelfehlstellungen sollten von einem Chiropraktiker behandelt werden (siehe auch *Herzprobleme*).

Angst und Phobien

Permanent vorhandene unterschwellige Angstgefühle und Phobien sind oft auf eine Störung in der Linksrotation des

Sakralchakras zurückzuführen (siehe das Fallbeispiel im Abschnitt *Hautprobleme*). Auch Störungen im Halschakra sowie Kommunikationsstörungen zwischen Stirnchakra und Sakralchakra, Stirnchakra und Halschakra und/oder Halschakra und Sakralchakra können dafür verantwortlich sein. Narben, die das Störfeld möglicherweise aufbauen, sollten auf jeden Fall mit untersucht werden.

Neben kranken und vor allem toten Zähnen sowie einer Belastung durch Amalgam oder Schwermetalle kommen ebenso Stoffwechselstörungen als Auslöser in Frage. Daher sollten auch Nahrungsmittel auf ihre Verträglichkeit ausgetestet werden.

Folgende Meridiane können mitbetroffen sein: Nerven-, Kreislauf- und Organdegenerations-Meridian sowie der Dreifacherwärmer.

Je nach Ursache der Beschwerden kommen folgende Begleittherapien in Frage:

- Psychotherapie zur Behebung von Geburts- oder Kindheitstraumata.
- Wassertherapie zur Reinigung der Körperflüssigkeiten.
- Nahrungsumstellung, wobei vor allem auf Vitamine und Spurenelemente zu achten ist. (Ein Vitamin C-Mangel kann beispielsweise Angst vor dem Verlassen werden auslösen, während Kieselsäure-Mangel Angstträume hervorrufen kann.)
- Entgiftung des Organismus.
- Sanierung kranker Zähne, eventuell Austausch von Amalgam-Plomben.

Appetitlosigkeit

Für Appetitlosigkeit sind in erster Linie die fehlerhaften Funktionsmuster vom Milzchakra (Solarplexus) verantwortlich, auch wenn natürlich alle anderen Chakren zur zweifelsfreien Klärung mituntersucht werden müssen.

Armschmerzen (Schmerzen im Arm, von der Hand bis zur Schulter)

Wenn die äußeren Umstände keine Erklärung für die Schmerzen bieten, werden diese wahrscheinlich von einer Fehlregulation in den betreffenden Bereichen des Bewegungsapparates hervorgerufen. Die schmerzenden Bereiche können direkt mit heilenden Händen behandelt werden. Das führt meist zu einer Linderung oder bringt die Schmerzen sogar ganz zum Verschwinden, oft genügt es aber nicht, weil auch die Hintergründe aufgedeckt werden müssen, wenn der Erfolg der Behandlung bleibend sein soll.

Diese Hintergründe sind im ganzen Bewegungsapparat die gleichen: Störungen im Gelenkdegenerations-Meridian, in der Zellregeneration und aufgrund insgesamt mangelnder Energie, wobei nicht nur die Haut mit Sehnen und Bändern eine Rolle spielt, sondern ebenso der Bindegewebs-Meridian.

Schmerzen in den Gliedmaßen können außerdem durch eine Fehlsteuerung der Durchblutung und der lymphatischen Versorgung entstehen und natürlich aufgrund von Störungen im Bereich der Nerven selbst.

Als Heiler ist man nun in der Lage, die schmerzenden Regionen daraufhin zu untersuchen, ob ein Informationsaustausch mit den genannten Energiebahnen oder Energiezentren stattfindet. Dazu prüft man beispielsweise bei Schmerzen im Ellbogen- oder Handgelenk …

1. ob zwischen der Schmerzstelle und dem Gelenkdegenerations- und Bindegewebs-Meridian Informationen laufen (Bindegewebe)
2. mit dem Kreislauf-Meridian (Durchblutung)
3. mit dem Lymph-Meridian (Versorgung)
4. und mit dem Nerven-Meridian als steuerndem Element.

Außerdem kann man überprüfen, ob eine Verbindung zum Wurzelchakra vorhanden ist (allgemeine Antriebskraft) und zum Halschakra, dem Chakra, das diese Region steuert. Eine Heilung setzt dann ein, wenn alle genannten Energien miteinander in Einklang sind. Dann muss der Körper einfach folgen, vorausgesetzt, dass keine Mangelerscheinungen vorliegen, denn wenn der Körper auf der physischen Ebene keine Reserven hat (Spurenelemente, Vitamine, Enzyme), kann keine Heilung stattfinden.

Arteriosklerose

Der Arteriosklerose liegt eine Störung zwischen dem Herzchakra (hier werden die Heilungssysteme reguliert) und dem Kreislauf-Meridian zugrunde. Oft liegt zusätzlich noch ein organisches Problem vor, das man häufig in Bezug zum Organdegenerations-Meridian findet. Arteriosklerose ist eine Krankheit, die durch Schwäche in den Energiesystemen entsteht. Behandelt wird sie über das Herzchakra, meist in Verbindung mit dem Kreislauf- und dem Organdegenerations-Meridian.

Arthrose

Arthrose ist auf mangelnde Zellregeneration zurückzuführen, also auf eine Störung der Kräfte, die den Auf- und Abbau der Körperzellen regulieren. Diese Störung entsteht aufgrund eines Energiedefizits zwischen dem Wurzelchakra und dem Halschakra. Wenn zusätzlich noch ein Energiedefizit im Herzchakra besteht, bricht die ganze Steuerung zusammen. Dann müssen diese Defizite ausgeglichen und die entsprechenden Meridiane korrigiert werden: Gelenkdegenerations-Meridian, Lymph-Meridian und Kreislauf-Meridian. Die am stärksten betroffenen Gelenke können auch mit gepolten heilenden Händen und Organsprache-Therapie behandelt werden.

Fallbeispiel

Eine etwa fünfzigjährige Frau litt unter Gliederschmerzen und Bewegungsstörungen in den Beinen und im Lendenwirbelbereich. Bei ihr war Hüftarthrose diagnostiziert worden sowie eine Verhärtung der linken Schultermuskulatur (aufgrund von Kalkablagerungen, wie man ihr erklärt hatte). Meine Untersuchung ergab, dass das Herzchakra gestört war, und zwar auf allen drei Ebenen: Immunsystem (Körperabwehr), Zellregeneration und Körperbildekräfte (die Information des Gesamtbewusstseins, das immer weiß, wie der Körper sein sollte, und aufgrund dieses Wissens in allen Bereichen Korrekturen vornehmen kann). Eine so massive Störung im Herzchakra weist fast immer auf eine Besetzung hin. Das bedeutete, dass magische Kräfte am Werk waren oder dass das eigene psychisch-seelische Potenzial der Klientin geschwächt war und es aufgrund dessen zu einer starken Abhängigkeit von Fremdeinflüssen hatte kommen können. Die Klientin erzählte, dass sie während ihrer Pubertät immer eine innere Stimme gehört hatte, die ihr einflüsterte: »Nicht mehr essen, nicht mehr essen!« Das hatte damals zu einer schweren Magersucht geführt, an der sie fast gestorben war.

Das Krankheitsbild, die bioenergetischen Messergebnisse und auch die außersinnliche Wahrnehmung zeigten mir, dass hier immer noch eine Besetzung vorlag. Ich versetzte mich also in eine Art Wachtrance, verband mich mit meinem geistigen Führer und erforschte gemeinsam mit ihm die unbewussten Bereiche der Klientin. Wir fanden einen Seelenanteil, der äußerst wütend auf das Leben war und Leben vernichten wollte. Aber da sich die Frau immer wieder aufrappelte und diesem Drang nicht nachgab, hatten sich die Attacken des wütenden Seelenanteils in letzter Zeit auf ihre Gelenke gerichtet. Dadurch war sowohl die Hüftarthrose entstanden als auch die Verhärtung in der Schulter.

Mit Hilfe geistiger Kräfte gelang es mir, diesen Seelenanteil zu erlösen. Schon wenige Minuten später hatte diese Frau keine Bewegungseinschränkung im Bereich der Schulter mehr. Die Hüftarthrose blieb zunächst bestehen, denn hier geht die Regeneration langsamer vonstatten. Nach drei Monaten zeigte sich auch eine spürbare Besserung im Hüftgelenk, und bei unserem letzten Treffen war die Klientin überzeugt, dass sich alles regenerieren und sie irgendwann wieder ganz beschwerdefrei sein wird.

Asthma

Wie bei allen Atembeschwerden handelt es sich auch hier vor allem um eine Störung im Bereich des Halschakras, genauer:

um eine Störung der Kommunikation zwischen Halschakra und Wurzelchakra, manchmal aber auch zwischen Halschakra, Milzchakra und Herzchakra.

Folgende Meridiane müssen bei dieser Erkrankung überprüft und gegebenenfalls ausgeglichen werden: Lymph-, Lungen- und Organdegenerations-Meridian, zuweilen noch der Allergie-Meridian.

Außerdem sollten die Wirbelsäule (1. und 3. Brustwirbel) sowie Nieren und Leber überprüft werden. Wenn eine Schwäche der Nieren beziehungsweise der Leber vorliegt, müssen diese Organe direkt ausgeglichen werden.

Auch eine Belastung durch Umweltfaktoren und eventuelle Störzonen in der Nähe des Schlafplatzes sollten unbedingt berücksichtigt werden. In vielen Fällen gab es außerdem Dramen in der Kindheit oder Jugend.

Atembeschwerden

Atembeschwerden sind energetische Störungen im Bereich des Herzchakras und des Halschakras. Diese beiden Zentren beeinflussen die Atmung sehr intensiv, wobei das Herz-Nebenchakra noch eine zusätzliche rhythmische Funktion erfüllt. Diese Chakren müssen deshalb als Erstes überprüft werden. Außerdem kann der Lungenmeridian in Mitleidenschaft gezogen sein sowie die Lunge als Organ. Es kann aber auch sein, dass die Atemmuskulatur selbst eingeschränkt ist. Atmen ist lebenswichtig, und Atembeschwerden können unter anderem entstehen, weil die Steuerung nicht mit den höchsten Bereichen unseres Bewusstseins in Einklang ist, eine Störung zwischen Herz und Scheitelchakra vorliegt. Dann sind Reaktionen bis hin zum allergischen Asthma möglich. Daher sollte außerdem der Lungenmeridian mit den beiden vorgenannten Chakren verglichen werden und vor allem mit dem Milzchakra und dem Stirnchakra. Dort sind die meisten Störungen zu finden, die zu Atembeschwerden führen – Störungen, die oft sehr einfach ausgeglichen werden können.

Aufstoßen

Bei Menschen, die nach jeder Mahlzeit aufstoßen müssen, wird man feststellen, dass eine Störung im Milzchakra vorliegt und dass der Ausgleich zwischen den Kräften dieses Chakras und denen des Halschakras mangelhaft ist. Das heißt, die Kommunikation zwischen Milzchakra und Halschakra ist gestört. Auch Herzprobleme, die aufgrund von Luft im Bauch entstehen, haben hier ihren Ursprung. Natürlich sollten außerdem die Meridiane kontrolliert werden, die für die Steuerung der Verdauung zuständig sind (Magen, Leber, Bauchspeicheldrüse), denn Gasbildung und das damit verbundene Aufstoßen kann durchaus auf mangelnde Enzymbildung zurückgehen.

Augenprobleme

Augenerkrankungen sind *immer* Ganzkörpererkrankungen, denn das Auge ist ein Spiegel der Seele. Daher müssen bei Augenproblemen immer alle Energiesysteme ausgetestet und ausbalanciert werden, vor allem aber das Halschakra, das Stirnchakra und der Trafo. Dabei sollte besonders auf eine gute Energieversorgung im Kopfbereich geachtet werden, die unter anderem über den Nerven-, den Lymph- und den Kreislauf-Meridian bewirkt werden kann.

Auch die Wirbelsäule sollte überprüft werden, denn eine Verschiebung vor allem des 2. und des 3. Halswirbels kommt ebenfalls als Verursacher in Frage. Und schließlich können kranke Zähne (Amalgam-Belastung), Elektrosmog, Erdstrahlen sowie ein Mangel an Vitaminen und Mineralstoffen eine auslösende Rolle bei Augenproblemen spielen.

Fallbeispiel

Ein Mann, den ich recht gut kannte, weil er im Laufe von Jahren immer wieder zu meinen Vorträgen gekommen war, wirkte diesmal bei unserer Begegnung sehr niedergeschlagen, denn er litt unter einer schweren Bindehautentzündung. Auf der Suche nach Heilung war er bis in die USA gereist, aber niemand hatte ihm bisher helfen können. Man hatte ihm gesagt, er würde wahrscheinlich sein Augenlicht verlieren.

Ich bat also meinen geistigen Führer, etwas zu unternehmen, und nahm mir den Fall abends vor dem Schlafengehen in einer Heilmeditation noch einmal vor. Da teilte mir mein Helfer aus der Geistigen Welt mit: »Wir werden die Leber behandeln, denn seine Augen wurden krank, weil seine Leber krank ist.« Ich machte also neben der energetischen Fernbehandlung zusätzlich eine Imaginationsübung, in der ich die Leber des Klienten im gesunden Zustand sah.

Am nächsten Morgen rief mich der Mann an und sagte, ein Wunder sei geschehen. Er habe in den Spiegel geschaut und seine Augen seien wieder klar. Seit diesem Vorfall sind wieder einige Jahre vergangen, aber am guten Gesundheitszustand des Klienten hat sich bis heute nichts geändert.

Autoimmunerkrankungen

Als Heiler betrachten wir Autoimmunerkrankungen als Allergie. Wir unterscheiden einerseits zwischen körperlicher und seelischer Allergie, andererseits gibt es aber auch allergische Reaktionen, welche die Beziehung zwischen Seele und Geist in einen Erregungszustand bringen. Dazu gehören die Autoimmunerkrankungen. Es sind tief seelische Erkrankungen, bei denen das Körper-Seele-Geist-System die Orientierung verloren hat und nicht mehr weiß, wogegen es seine Abwehrkräfte einsetzen muss. Messbar sind Autoimmunerkrankungen eindeutig im Bereich des Herzchakras, vorn und hinten, und zwar in den Schwingungsbereichen aller drei Ebenen: Immunsystem, Zellregeneration und Körperbildekräfte (Erinnerung des Körpers daran, wie er sein sollte). Eine Heilung kann nur über das Herzzentrum erfolgen. Es gibt aber auch Autoimmunerkrankte, bei denen die Verbindung zwischen dem Herzchakra und dem Scheitelchakra unterbrochen ist. In diesen Fällen haben wir es mit einer sehr bedenklichen Störung zu tun.

Bauchschmerzen

Bei Bauchschmerzen geht der Heiler grundsätzlich davon aus, dass eine energetische Fehlfunktion zwischen dem Milzchakra und den übrigen Körperregionen vorliegt. Im Bauchbereich müssen die Eindrücke aus der Außenwelt verarbeitet und Konflikte verdaut, aufgelöst werden. Daher ist es immer ratsam, das Milzchakra in Bezug zu den anderen wichtigen Verdauungszentren zu setzen: dem Sakralchakra, dem Herzchakra und dem Halschakra als steuerndem Zentrum der Meridiane und der Schilddrüse, die viel mit der Verdauung zu tun hat. Gleichzeitig ist es ratsam, die Meridiane aller Bauchorgane miteinander zu vergleichen. Der Nieren-Meridian muss also mit dem Herz-, dem Magen-, dem Leber-, dem Gallenblasen- und dem Dünndarm-Meridian abgeglichen werden und es muss sichergestellt sein, dass sie untereinander Informationen austauschen. Wenn keine physische Erkrankung wie beispielsweise Krebs vorliegt, vergehen Bauchschmerzen sehr schnell, sobald alle Meridiane wieder harmonisch zusammenarbeiten. Auf jeden Fall sollte aber auch die Wirbelsäule mitbehandelt werden, denn wir haben beobachtet, dass Bauchschmerzen häufig von Wirbelfehlstellungen verursacht werden beziehungsweise dadurch, dass falsch stehende Wirbel die Spinalnerven abklemmen.

Bauchspeicheldrüsenentzündung (Pankreatitis)

Als Ursachen kommen in Frage:

- eine Kommunikationsstörung zwischen dem Milzchakra und dem Herzchakra
- Störungen im Pankreas-, Allergie- und Nerven-Meridian, in einigen Fällen im Lymph- und Kreislauf-Meridian
- Störungen im Fettstoffwechsel, Schilddrüsenüberfunktion, Hormonpräparate
- eventuell ein Mangel an Zink sowie ein Überschuss an Chrom
- Alkoholmissbrauch

Es sollte außerdem eine Fehlstellung des 7. Brustwirbels in Betracht gezogen werden, und häufig wird diese Entzündung auch durch andere Erkrankungen, etwa der Galle oder des Zwölffingerdarms, ausgelöst.

Achtung! Eine akute Pankreatitis ist lebensbedrohlich! Bitte unbedingt einen Arzt herbeirufen und den Erkrankten absolut nichts essen oder trinken lassen.

Alarmzeichen sind:

- plötzliche Schmerzen im mittleren Oberbauch
- Erbrechen von galligem Magensaft in großen Mengen
- hohes Fieber

Bei Pankreatitis wird der Geistheiler auf jeden Fall mit einem Arzt zusammenarbeiten, wobei er die Aufgabe übernimmt, die vorliegende Energieschwäche in den Chakren und Meridianen auszugleichen. Die möglicherweise vorhandene Wirbelfehlstellung sollte von einem Chiropraktiker behandelt werden.

Beinschmerzen

Die Gliedmaßen haben zweierlei gemeinsam: Sie werden über bestimmte Meridiane gesteuert und weisen zahlreiche Nebenchakren auf. So haben wir an jedem Bein und an jedem Arm drei Nebenchakren, Schaltzentralen, von denen aus die Bewegungen überwacht und die Versorgung, zum Beispiel mit Blut und Lymphe, sichergestellt wird. Hier spielt auch das Sakralchakra eine wichtige Rolle, denn es steuert die Beine. Außerdem sollten die Lendenwirbel untersucht werden. Durch Harmonisierung der verschiedenen Energiesysteme kann eine schnelle Linderung der Schmerzen erreicht werden. Wenn allerdings Degenerationserscheinungen vorliegen, dauert der Heilungsprozess unter Umständen Wochen und die Behandlung muss mehrmals wiederholt werden.

Bewusstlosigkeit/Ohnmacht

Grundsätzlich sollte bei jeder Ohnmacht, die länger als eine Minute andauert, ***sofort der Notarzt*** gerufen werden. Der Heiler, der den Ohnmächtigen bis zum Eintreffen des Arztes betreut, ist angewiesen, mit der Geistigen Welt zusammenzuarbeiten, damit die Lebensprinzipien von der höchsten geistigen Ebene aus erhalten werden können. Hier ist kein einfaches Handauflegen gefragt, sondern eher ein Gebet.

Blutarmut/Anämie

Aus energetischer Sicht ist Blutarmut eine Störung im Herzchakra mit Kommunikationsschwächen oder Störungen in den Bereichen der höheren Chakren, vor allem des Scheitelchakras. Im Herzchakra ist die Zellregulation gestört und bringt Störungen bis in die Meridiane hinein. Hauptsächlich betroffen sind der Organdegenerations-Meridian, der Nerven-Meridian, der Kreislauf-Meridian und der Gelenkdegenerations-Meridian. Eine Blockade im Wurzelchakra kann alles noch zusätzlich verstärken und das gesamte Syndrom erst in den krankhaften Zustand bringen.

Behandlungen beruhen auf der Harmonisierung des Herzchakras in allen Schwingungsebenen unter Bezug auf die oberen Chakren und das Wurzelchakra. Anschließend sollten die Meridiane überprüft werden, doch meistens sind sie in Ordnung, sobald die Chakren wieder ausgeglichen wurden.

Blutdruck hoch/niedrig

Aus psychosomatischer Sicht steht der Fluss des Blutes für den Fluss des Lebens, denn das Blut gilt als materieller Träger des Lebens. Der Blutdruck ergibt sich aus dem Fließenden, Flüssigen auf der einen und der Begrenzung durch die Gefäßwände auf der anderen Seite. Menschen mit zu niedrigem Blutdruck fordern diese Grenzen nicht heraus und gehen Schwierigkeiten lieber aus dem Weg, statt sich mit ihnen auseinanderzusetzen. Menschen mit zu hohem Blutdruck hingegen stehen ständig unter Druck. Dadurch bekommen sie kurzfristig zwar mehr Energie für anstehende Aufgaben, aber langfristig lösen sie ihre Konflikte nicht wirklich und können den Überdruck (unterdrückte Aggression) nie ganz abbauen.

Als Geistheiler suchen wir die Hintergründe für diese Störungen im Bewusstsein, und das Bewusstsein bringt sich über die unterschiedlichen Energiesysteme zum Ausdruck. Bei hohem und niedrigem Blutdruck sind eine ganze Reihe von Energiemustern gestört: das Wurzelchakra (rhythmische Impulse für Sympathikus und Parasympathikus), das Herzchakra (Blut und Kreislauf allgemein), das Halschakra (Emotionen) und das Stirnchakra (Denken). Kommunikationsstörungen zwischen diesen Chakren führen zu Veränderungen im Blutkreislauf, die auch den Blutdruck betreffen. In Mitleidenschaft gezogen sind dann ebenso der Kreislauf-, der Organdegenerations-, der Allergie- und der Nerven-Meridian.

In einigen Fällen konnten wir feststellen, dass ein Mangel an Mineralstoffen und Vitaminen für Schwankungen des Blutdrucks verantwortlich sein kann. Es ist jedoch wahrscheinlich, dass der Mangel an Spurenelementen und Vitaminen psychische Veränderungen oder falsche psychische Muster auslöst, die dann wiederum den Blutdruck beeinflussen.

Behandlungen sind erfolgreich, wenn alle Energiesysteme ausgeglichen werden. Auch Suggestionen spielen hier eine große Rolle. Sowohl bei zu niedrigem als auch bei zu hohem Blutdruck hat sich die gleichzeitige Behandlung mit gepolten Händen über den Kreislauf-Meridian auf der einen und den Herz-Meridian auf der anderen Seite bewährt. Die Hände werden dabei immer überkreuz gewechselt, so dass während der Behandlung eine Wechselbeziehung zwischen den beiden Meridianen entsteht.

In einigen Fällen hat sich gezeigt, dass auch eine Fehlstellung des 2. oder 3. Brustwirbels für Blutdruckschwankungen verantwortlich sein kann.

Bronchitis

Im Energiesystem zeigt sich Bronchitis als starke Verschiebung der Frequenzen zwischen dem Herzchakra und dem Halschakra. Oft steigt die Frequenz des Herzchakras in das Halschakra oder umgekehrt: Die Frequenzen, die wir auch als Farben bezeichnen können, verändern sich von Blau nach Grün und wandern vom Halschakra in das Herzchakra. Diese Frequenzverschiebung muss als Erstes ausgeglichen werden.

Begleitend können der Lungen- und der Lymph-Meridian harmonisiert werden.

Dahinter liegt jedoch meist eine Störung auf der seelischen Ebene, die nur mit geistigen Helfern über den Lebenskalender und die Nebenchakren korrigiert werden kann. Bronchitis kann sehr schnell erfolgreich behandelt werden, wenn die geistigen Kräfte Zugang erlangen können.

Aus geistiger Sicht hat diese Krankheit etwas damit zu tun, dass der davon Betroffene mit seinen Lebensumständen nicht mehr zufrieden ist. Daher sollte eine Behandlung darauf abzielen, dem Klienten die Freude am Leben wiederzugeben. Hier können Suggestionen sehr hilfreich sein.

Brustschmerzen, Beklemmung

Brustschmerzen und Beklemmung gehen häufig mit Verspannungen und Verkrampfungen der Rückenmuskulatur einher oder auch mit Fehlstellungen der Wirbel. Für einen Energietherapeuten ist es relativ leicht, die Störzonen aufzuspüren und mit Energiegaben auszugleichen oder, wenn es sich um Wirbelfehlstellungen handelt, manuell zu behandeln beziehungsweise von einem Spezialisten (Chiropraktiker) behandeln zu lassen. Tritt die Beklemmung zusammen mit Beschwerden an bestimmten Organen auf, etwa mit Herz- oder Lungenproblemen, muss man die Zusammenhänge erkennen und vor allem die lebenswichtigen Rhythmen (Herz- und Lungenrhythmus = Kreislauf und Atmung) stabilisieren. Beschwerden im Brustbereich können aber auch auf Fehlfunktionen und Schmerzen in ganz anderen Bereichen des Körpers hinweisen. Bei Brustschmerzen ist es also besonders wichtig, den Gesamtorganismus zu überwachen, vor allem den Nerven-Meridian und beispielsweise die Verbindung zwischen Stirnchakra und Halschakra oder Stirnchakra und Herzchakra.

Cholesterinspiegel, zu hoch

Diese Erkrankung beruht nicht auf der Störung eines einzelnen Organs oder eines einzelnen Chakras, sondern ist eine Ganzkörpererkrankung. Hier sind verschiedene Organe und Steuerungsverhältnisse nicht ausreichend aufeinander abgestimmt.

Desorientierung/Verwirrung

Bei Verwirrung oder Desorientierung untersuchen wir Geistheiler das Stirnchakra (das Zentrum, in dem die Sinneseindrücke zusammenkommen) in Bezug auf alle Energiesysteme. Wir haben aber auch die Möglichkeit, Fehlfunktionen des Gehirns selbst aufzuspüren, indem wir austesten, ob irgendwelche Belastungen vorliegen, zum Beispiel durch Schwermetalle oder körpereigene Vergiftungen, die dazu geführt haben, dass die Gehirnchemie nicht mehr stimmt.

Diabetes

Diabetes mit den Methoden der Geistheilung zu behandeln bedeutet, die Grundmuster der Lebenserhaltung zu verändern, die wir im Milzchakra und im Herzchakra finden. Diese beiden Chakren stehen in einem sehr »dichten« Informationsaustausch mit dem Ziel, das zellulare Geschehen im Körper zu erhalten. Während das Milzchakra eher die Aufgabe hat, die Zelle zu stärken, ist das Herzchakra dazu da, die Zelle über das Immunsystem zu überwachen und sie, wenn sie schwach ist, über die Zellregeneration durch eine neue zu ersetzen. Bei Diabetes bricht die Kommunikation zwischen diesen beiden Chakren zusammen. Der Verursacher der Störung ist jedoch oft das Halschakra, das für unsere psychischen Eigenschaften zuständig ist.

Alle drei Chakren müssen also genauestens untersucht und ausgeglichen werden. Die Meridiane, die für die Wechselwirkung mit dem Physischen zuständig sind, müssen natürlich mitbehandelt werden. Es sind dies der Pankreas-, Nerven- und Organdegenerations-Meridian.

Manchmal wird Diabetes auch durch Traumata und Schockerlebnisse oder durch eine gravierende Schwermetallbelastung hervorgerufen. Auch ein gestörter Bettplatz kann zum Aufbau der oben genannten Störungen beitragen.

Fallbeispiel

An einem meiner Kurse nahmen auch mehrere Studenten und zwei Professoren einer Universität teil. Einer der Professoren hatte Diabetes und wollte wissen, ob es möglich sei, mit Hilfe der Geistheilung von der Insulinspritze loszukommen. Ich fragte, seit wann er Diabetes habe, und erfuhr, dass die Entstehung der Krankheit zeitlich mit der Trennung von seiner Ehefrau zusammenfiel. Als die Ehefrau die Scheidung einreichte, bekam er zunächst Nierenprobleme, die ärztlich behandelt wurden und nach ein paar Monaten wieder verschwunden waren. Etwa ein halbes Jahr später zeigten sich Diabetes-Symptome, die zunächst mit Tabletten und derzeit mit Insulinspritzen behandelt wurden.

Die energetische Untersuchung ergab schwache Energien im Milz- und Pankreas-Meridian und Frequenzverschiebungen im Milzchakra. Das führte unter anderem zu einer Verspannung im Rücken. Zwischen dem 5. und dem 7. Brustwirbel war eine deutliche Verhärtung zu spüren, die auch leicht schmerzte. Alle drei Energiemuster (Milzchakra, Milz-Meridian und Pankreas-Meridian) zeigten außerdem keine Verbindung zum Nerven- und zum Lymph-Meridian. Das bedeutete, dass die Krankheit durch das Denken (Nerven-Meridian) mitverursacht war und dass sich dieser Mensch unfrei fühlte (Lymphe als Garant der Freiheit).

Bei Störungen im Hormon- und Enzymhaushalt arbeite ich grundsätzlich mit Suggestionen, um alle Ebenen abzudecken (Information, heilende Kräfte und, wenn nötig, auch die Zusammenarbeit mit geistigen Helfern).

Während der Behandlung wurde deshalb mit passenden Suggestionen für den Milz- und den Pankreas-Meridian gearbeitet. Dann wurde das Milzchakra ausgeglichen, und anschließend korrigierten wir den Milz- und den Pankreas-Meridian sowie alle anderen Bereiche, die nicht miteinander korrespondierten. Als Hausaufgabe bekam der Klient Meditationsübungen mit Affirmationen für das Milzchakra. Schon am nächsten Tag brauchte er keine Insulinspritze mehr. Seine Zuckerwerte wichen noch ein wenig von den Normalwerten ab, so dass er Tabletten nehmen musste, aber als der Kurs nach vier Tagen zu Ende war, brauchte er auch keine Tabletten mehr. Wahrscheinlich hatte der unerlöste Konflikt, der vor Jahren mit seiner Trennung begonnen hatte, die Symptome ausgelöst, die nun durch energetische Korrektur verschwunden waren.

Wie der Klient sagte, hatte er die Trennung zum Zeitpunkt seiner Heilung innerlich bereits überwunden.

Das ist ein Phänomen, das ich schon oft beobachten konnte: Der Klient hat ein erschütterndes Erlebnis zwar innerlich verarbeitet, aber sein Körper folgt nicht unbedingt. Ihm fehlt noch der entscheidende Anstoß, der schließlich zur Korrektur führt.

Drüsenprobleme, allgemein

Die endokrinen Drüsen unterstehen direkt den Chakren. Erkrankungen oder Störungen im Endokrinum sind also grundsätzlich Störungen des Chakrensystems. So wie die Chakren in unserem Organismus die höchste Funktion auf der energetischen Ebene wahrnehmen, haben die endokrinen Drüsen mit ihren Enzymen und Hormonen die höchste steuernde Funktion auf der physischen Ebene inne. Es gibt keine chemische Reaktion in Organismus, an der nicht auch Enzyme und Hormone beteiligt wären. Erkrankungen in diesem Bereich haben also eine höhere Ordnung und können nicht organspezifisch betrachtet werden. Wir können sie grundsätzlich den Ganzkörpererkrankungen zuordnen, oder anders ausgedrückt: Alles, was mit Enzymen und Hormonen zusammenhängt, hat einen Bezug zum Gesamtbewusstsein. Und im Fall von Störungen handelt es sich meistens um Kommunikationsstörungen zwischen Körper, Seele und Geist, zwischen dem Denken, dem Fühlen und dem Sein.

Durchblutungsstörungen

Durchblutungsstörungen können am Herzchakra, am Kreislauf-Meridian und am Organdegenerations-Meridian gemessen werden. Im Herzchakra zeichnen sich Störungen im Bereich der Zellregeneration und der Körperbildekräfte ab.

Am erfolgreichsten ist die über die Organsprache-Therapie geführte Behandlung mit heilenden Händen. Begleittherapien sollten viel Bewegung enthalten, vor allem der Bereiche, die von der Störung betroffen sind.

Durchfall/Dünndarm

Hauptursache für Durchfall ist eine gestörte Kommunikation zwischen Milzchakra und Stirnchakra. Außerdem können Störungen in folgenden Meridianen vorliegen: Dünndarm-, Organdegenerations-, Lymph-, Nerven-, Bindegewebs- und Kreislauf-Meridian. Eine Verschiebung des 12. Brustwirbels und gelegentlich des 1. Lendenwirbels kommt ebenfalls als Ursache in Frage. In vielen Fällen spielt auch Angst (Existenzangst) eine Rolle.

Der Ausgleich der gestörten Energiefelder sollte immer von anderen Therapiemaßnahmen begleitet werden, zum Beispiel:

- Viel Trinken (Wasser, Tee, Brombeerblättertee, aber auch Fleisch- oder Gemüsebrühe), um den Verlust an Flüssigkeit und Mineralien auszugleichen.
- Nahrungsmittelallergie austesten und die betreffenden Nahrungsmittel meiden.
- Psychotherapie, eventuell auch Reinkarnationstherapie gegen die Angst.
- Suggestionen für den Dickdarm-Meridian (siehe dort).

Durst, starker

Ständiger starker Durst hängt mit organischen Störungen zusammen. Als Heiler ist es nicht unsere Aufgabe, dem Klienten eine Wassertherapie zu verordnen (die natürlich sinnvoll ist), sondern die Fehlsteuerung aufzudecken, die zu dem Symptom geführt hat. Wir checken also alles durch, was mit dem Durst zu tun hat: die Wasser ausscheidenden Organe (Nieren, Blase), aber ebenso die Lymphe, den Blutkreislauf und die beiden Chakren, die für den gesamten Kreislauf der Verdauung und Nahrungsaufbereitung zuständig sind: Sakralchakra und Milzchakra. Wenn im Bereich dieser beiden Chakra eine Fehlfunktion sichtbar wird, zum Beispiel der Nieren, ist der Durst auf ein Nierenproblem zurückzuführen. Es kann jedoch auch sein, dass die Lymphe zu zähflüssig ist, weil sie nicht genügend Wasser aufnimmt. Dann gilt es, den Fluss der Lymphe über den Lymph-Meridian zu beeinflussen und den Lymphstau zu beheben. Der Lymph-Meridian wird wiederum vom Halschakra gesteuert, das ebenfalls ausgeglichen werden sollte.

Dem Heiler geht es immer um den energetischen Ausgleich, also um die Harmonisierung des steuernden Elements, niemals nur um eine oberflächliche Korrektur physischer Symptome.

Epilepsie

Der wahrscheinliche Grund für Epilepsie ist eine Störung im Stirnchakra, die hauptsächlich darin besteht, dass in verschiedenen Gehirnbereichen unterschiedliche Spannungen entstehen, die immer wieder zu einer Entladung in Form von epileptischen Anfällen führen. Diese Krankheit ist aus Sicht der Geistheilung schwer zu beurteilen und zu behandeln, denn bei Gehirnerkrankungen haben wir das Problem, dass sich Gehirnzellen nicht regenerieren. Die einzig erfolgreiche Behandlungsart bei Epilepsie ist die Geisteschirurgie, ein Eingriff vom Geistführer in den Schaltplan vom Gehirn. Dabei werden die Blockaden im Gehirn beseitigt, die immer wieder zu einer Aufladung mit anschließendem »Gewitter im Kopf« führen.

Fallbeispiel

Ein siebenjähriger Junge hatte sich bis zu seinem fünften Lebensjahr ganz normal entwickelt, doch dann begann er plötzlich an Epilepsie und ADHS zu leiden. Seine Bewegungen waren so fahrig und unkontrollierbar, dass überhaupt keine leitende Vernunft mehr dahinter erkennbar war. Das hatte zur Folge, dass sich das Kind immer wieder verletzte und zeitweise überhaupt nicht mehr ansprechbar war. Hinzu kamen ständig wiederkehrende epileptische Anfälle.

Die Schulmediziner standen in diesem Fall vor einem Rätsel und gingen von einer schweren Störung im Gehirn aus.

Ich begann also mit meiner Untersuchung, die sich als äußerst schwierig gestaltete, denn dieses Kind spuckte, biss um sich und wollte sich nicht festhalten lassen. Die Untersuchung ergab ein Geburtstrauma, aber ich spürte, dass hier noch etwas anderes vorliegen musste.

Eine weitere Messung ergab, dass die Nervenströme, die vom Rumpf zum Gehirn fließen, im Bereich des Trafos völlig blockiert waren. Das heißt: Zwischen Rumpf und Kopf wurden die Energien nicht richtig ausgetauscht.

Die Behandlung begann mit dem Löschen des Geburtstraumas. Der Junge war per Kaiserschnitt zur Welt gekommen, und kurz vor der Geburt war die Mutter in panische Angst verfallen, die sich auf das Baby übertragen hatte. Dennoch hatte sich das Kind fünf Jahre lang ganz normal entwickelt. Ich fragte daher nach, was im fünften Lebensjahr des Kindes passiert war. Die Mutter konnte sich an nichts erinnern, aber meine Nachfrage in der geistigen Welt ergab, dass das Kind einen Unfall gehabt hatte. Plötzlich ging der Mutter ein Licht auf, und sie sagte: »Ja, das stimmt, in dieser Zeit ist mein Sohn vom Tisch gefallen.« Die damit verbundene Erschütterung hatte zu einer Abnabelung der Energieströme zwischen Rumpf und Kopf geführt.

Also wurde auch der Unfallschock gelöscht. Nun waren alle gespannt, wie sich der Junge weiterentwickeln würde, denn die Störungen, unter denen er gelitten hatte, waren wirklich sehr gravierend gewesen und hatten auch schwere Bewusstseinsstörungen eingeschlossen. Interessant war, dass er nach der Behandlung plötzlich Wasser um sich haben wollte. Die Mutter brachte ihn also in ein Schwimmbad, und obwohl er nie schwimmen gelernt hatte, konnte er spontan schwimmen. Das führte dazu, dass seine Bewegungen allmählich harmonischer wurden und die schrecklichen Symptome immer mehr verschwanden. Etwa ein Jahr nach der Behandlung hatte der Genesungsprozess zu einer Normalisierung geführt.

Erbrechen

Erbrechen ist eine Reaktion des Gesamtorganismus und ein Zeichen dafür, dass dieser mit der aufgenommenen Nahrung oder den gegebenen Umständen nicht klarkommt. Daher sagt der Volksmund ja auch, dass etwas »zum Speien« ist. Wie bei allen anderen Verdauungsstörungen sollten auch hier das Sakralchakra und das Milzchakra sowie das Halschakra mit den einzelnen Meridianen abgeglichen werden.

Erkältung/Grippe

Bei jedem grippalen Infekt befindet sich das Herzchakra (Immunsystem) in einem geschwächten oder gereizten Zustand. Daher müssen, von diesem Chakra ausgehend, der Lungen- und der Lymph-Meridian sowie der Kreislauf- und der Nerven-Meridian harmonisiert werden, also »alles, was versorgt«. Hinzu kommt die Stärkung der umliegenden Körperbereiche (Lunge, Bronchien, Hals, Rachen), die wir mit heilenden Händen bewirken.

Begleitend sollte jede Grippe mit den üblichen Hausmitteln behandelt werden (viel Tee trinken, schwitzen, inhalieren und so weiter), denn eine schwere Erkältung ist ein Angriff auf das Immunsystem, der nicht so einfach von heute auf morgen abgewehrt werden kann. Die Geistheilung kann hier nur einen Teil bewirken. Alles andere findet auf der physischen Ebene des betroffenen Menschen statt und braucht seine Zeit.

Essstörungen

Diese leider sehr weitverbreitete hat einen rein seelischen Hintergrund. Ursprung ist eine Störung im Bereich des Halschakras, die sich dann als Kommunikationsstörung zum Stirnchakra und zum Herzchakra hin ausbreitet. Der Ausgleich dieser Chakren ist unbedingt notwendig, um eine innere Ruhe herbeizuführen. Erst dann kann zusätzlich der gesamte Verdauungstrakt gestärkt werden, und zwar über die Meridiane aller großen Bauchorgane (Magen-, Leber-, Gallenblasen-, Pankreas-, Dünndarm-, Dickdarm-, Milz-Meridian) sowie über das Sakralchakra und das Milzchakra.

Fieber, Frösteln (starke Schwankungen der Körpertemperatur)

Für Fieber und andere Temperaturschwankungen ist ein besonderer Meridian verantwortlich: der Dreifacherwärmer. Dieser Meridian steuert unsere Körpertemperatur.

Fieber ist ein kurzfristiger Ausschlag der Energie nach oben mit dem Ziel, den Heilungsprozess durch starke Erwärmung (Hitze) voranzutreiben. Es ist also nicht nur ein Alarmzeichen, sondern auch eine Heilkraft. Indem wir den Dreifacherwärmer mit den anderen Meridianen abgleichen, beheben wir den Verursacher, den Auslöser des Fiebers. Auch das Frösteln ist ein Regulierungsmechanismus, den der Körper über den Dreifacherwärmer vornimmt. Es ist meistens ein Hinweis auf Unterfunktionen in Organen. Hinweise und Ursachen dafür finden wir in schwächelnden Organ-Meridianen.

Gallensteine/Gallenblasenentzündung

Hauptverursacher von Gallenproblemen ist eine »verkrampfte« Energieschwingung im Milzchakra und eine Störung in der Kommunikation mit dem Sakralchakra, manchmal auch mit dem Halschakra. Störungen im Gallen-, Leber-, Organdegenerations- und Nerven-Meridian kommen als weitere Ursachen ebenso in Frage wie Stoffwechselstörungen in der Leber, Übergewicht, falsche Ernährung und eventuelle Belastungen durch Erdstrahlen.

Die Behandlung besteht im Ausgleichen der betreffenden Chakren und Meridiane. Besonders beim Leber- und beim Gallen-Meridian sollte dabei zusätzlich mit Affirmationen gearbeitet werden. Auch Visualisierungen und Geisteschirurgie können eingesetzt werden.

Begleitend ist gegebenenfalls eine Ernährungsumstellung zur Reduzierung des Übergewichts angezeigt. Die der Erkrankung zugrunde liegende Stoffwechselstörung kann durch einen Ausgleich der Spurenelemente behoben werden. Zusätzlich sollte eine Auseinandersetzung mit der eigenen Lebenssituation und den sich daraus ergebenden Zwängen stattfinden, denn alle Steinbildungen sind geronnene Energie.

Gehirnhautentzündung

Entzündungen im Gehirn haben etwas mit einer Schwäche des Immunsystems im Bereich des Herzchakras zu tun.

Achtung! Gehirnhautentzündung ist eine lebensbedrohliche Erkrankung, die stets von einem fachkundigen Arzt behandelt werden muss!

Als Heiler haben wir hier nur die Möglichkeit, die Abwehrkräfte zu stärken und die Energien auszugleichen.

Gewichtsschwankungen

Bei Gewichtsverlust oder Gewichtszunahme sind im Wesentlichen die Energiesysteme betroffen, welche die Verdauung steuern. Mit Verdauung ist aber nicht nur die Verdauung von Speisen gemeint, sondern ebenso die Verdauung von Sorgen und Kummer (Kummerspeck). Gewichtsschwankungen können sowohl von den Bauchchakren (Sakralchakra und Milzchakra) und den für die Verdauung zuständigen Meridianen (Magen-, Leber-, Gallenblasen-, Pankreas-Meridian) als auch von Fehlsteuerungen im Stirn- oder Halschakra ausgelöst werden. Ein starker Gewichtsverlust kann auf eine Überfunktion der Schilddrüse zurückgehen, die wir messen können, indem wir das Halschakra im Vergleich mit den für die Verdauung zuständigen Meridianen messen. Die Gewichtszunahme ist der Gegenpol. Hier können wir messen, ob eine Schilddrüsenunterfunktion vorliegt oder eine Wasseransammlung, die durch mangelhafte Ausscheidung über die Nieren verursacht wurde. Vergiftungen, die auf die mangelhafte Funktion eines Ausscheidungsorgans (in diesem Fall der Nieren) zurückzuführen sind, können leicht ausgemessen und korrigiert werden. Die größten Heilerfolge haben wir aber im Bereich der psychosomatischen Aussteuerung, und gerade bei der Gewichtszunahme, wo es nicht nur um das Essen geht, sondern auch um Schutz, ist die Organsprache eine wunderbare Therapiemethode (siehe dazu mein Buch *Organsprache-Therapie*).

Halsschmerzen

Wenn Halsschmerzen eindeutige Begleiterscheinungen einer Erkältung oder eines grippalen Infekts sind, müssen das Herzchakra und die Thymusdrüse unbedingt gestärkt werden. Auch der Bezug zum Lungenmeridian sowie zum Kreislauf- und zum Lymph-Meridian muss abgeglichen werden, denn ein harmonisches Zusammenspiel dieser Energiesysteme ist für die Heilung des Klienten außerordentlich wichtig.

Halsschmerzen, die unabhängig von einer Erkältung oder einer Infektion auftreten, werden oft von einer Wirbelverschiebung verursacht. In diesem Fall haben wir die Möglichkeit, die Wirbel zum Beispiel mit dem Vivometer auszutesten und mit heilenden Händen wieder in die richtige Position zu bringen oder aber einen Chiropraktiker hinzuzuziehen.

Bei Halsschmerzen ist sehr leicht festzustellen, ob sie durch eine Entzündung verursacht wurden oder aus dem Bereich der Muskeln, Sehnen und Bänder beziehungsweise von den Wirbeln kommen: Man vergleicht die Halsregion mit dem Gelenkdegenerations-Meridian und dem Wurzelchakra als Kraft gebendem Zentrum. Wenn hier Störungen festzustellen sind, kommen die Beschwerden aus dem Bereich der Bewegung. Dann kann eine reine Nervenreizung vorliegen, der man auf die Spur kommt, indem man die schmerzende Region mit dem Nerven-Meridian vergleicht. Wenn es sich jedoch um ein Versorgungsproblem handelt, vergleicht man die Region mit dem Lymph- und dem Kreislauf-Meridian. Ist der nötige Ausgleich wiederhergestellt, klingen die Symptome meist sehr schnell ab, vorausgesetzt, die Halsschmerzen sind nicht Ausdruck eines tiefgreifenden seelischen Problems. Einem solchen Problem könnte man mit Hilfe des Lebenskalenders auf die Spur kommen oder indem man die allgemeine Beziehung der Chakren untereinander betrachtet oder auch auf anderer Ebene, etwa über mediale Botschaften.

Hautprobleme

Die Haut ist unser größtes Organ. Sie hat ihren eigenen Meridian und wird vom Sakralchakra aus gesteuert. Daher sind dieses Chakra und dieser Meridian bei allen Hautproblemen zu überprüfen. Störungen im Energiefluss führen beispielsweise zu einer Übersäuerung der Haut, die sich wiederum in Ekzemen oder anderen Hautreizungen niederschlägt. Das Sakralchakra, zu dessen Aufgaben die Steuerung von Säuren und Basen gehört, reguliert auch den pH-Wert der Haut und der Schleimhäute.

Die Haut als größtes Ausscheidungsorgan ist meistens in Mitleidenschaft gezogen, wenn der Stoffwechsel entgleist. Bei Hautproblemen sollte man also unbedingt immer die Meridiane der Verdauungsorgane überprüfen und mit dem Sakralchakra in Harmonie bringen.

Bei schweren Hautproblemen, die schon seit Jahren bestehen, hat sich die Organsprache-Therapie bestens bewährt. Auch viele der Suggestionen, die wir in Zusammenhang mit dem Sakralchakra und den entsprechenden Meridianen erwähnt haben, sind hier hilfreich.

ൟ Fallbeispiel

Eine 58-jährige Klientin litt schon seit Jahren unter starkem Hautjucken, das immer wieder in Schüben auftrat. In den letzten Jahren waren häufige Migräneanfälle dazugekommen sowie eine unterschwellig ständig vorhandene Angst. Ich hielt das Hautjucken für das Hauptsymptom, aber die Messungen der entsprechenden Meridiane (Haut- und Allergie-Meridian) erbrachten gute Werte. Dann untersuchte ich das Sakralchakra, das unter anderem für Haut und Schleimhäute zuständig ist, mit dem Pendel und fand die Linksrotation stark gestört. Eine gestörte Linksrotation bedeutet, dass der Basenpuffer nicht richtig arbeitet, was meist zu einer Übersäuerung des Organismus führt. In diesem Fall hatte die Störung wahrscheinlich auch zu einer Übersäuerung der Haut und den häufigen Migräne-Attacken geführt.

Doch so, wie sich die Symptome dieser Klientin darstellten, war die Ursache ihrer Erkrankung vor allem in einer mangelhaften Vergangenheitsbewältigung zu suchen. Im Sakralchakra finden wir sehr oft Hinweise auf Konflikte, die in der Vergangenheit nicht verarbeitet werden konnten. In diesem Fall kam hinzu, dass das Sakralchakra nicht mit dem Herzchakra zusammenarbeitete. Die Kommunikation zwischen diesen beiden Zentren war derart stark gestört, dass die Informationen nicht mehr fließen konnten. Das hatte bei der Klientin mit großer Wahrscheinlichkeit zu Lebensangst geführt, die wiederum der Auslöser für das immer wiederkehrende Hautjucken war.

Als ich die Klientin nach traumatischen Kindheitserlebnissen fragte, konnte sie sich an nichts erinnern. Meine Messungen des Lebenskalenders ergaben jedoch ein Geburtstrauma, und es stellte sich heraus, dass die Klientin tatsächlich eine schwere Geburt (Zangengeburt) gehabt hatte.

Die stärkste Störung war jedoch im Sakralchakra festzustellen. Also behandelte ich das Sakralchakra als Erstes und baute dann die Verbindung zum Herzchakra auf. Als diese Behandlung erfolgreich abgeschlossen war, stellte ich noch eine Störung der Zellregeneration fest. Störungen in der Zellregeneration sind nicht einfach zu behandeln, denn die Zellregeneration unterliegt nicht der stofflichen Kontrolle, sondern gehört zum seelisch-geistigen Potenzial. Ich bat daher meine geistigen Helfer, die Zellregeneration zu aktivieren, und tauchte die Klientin in meiner Vorstellung in ein Maigrün, die Farbfrequenz für Zellregeneration. Erstaunlicherweise trat sofort Erleichterung ein, und die Klientin sagte, sie fühle sich, als sei sie um ein paar Zentimeter gewachsen.

Als ich einige Zeit später nachfragte, erfuhr ich, dass das Hautjucken seit dieser Behandlung nicht mehr aufgetreten war und die Klientin auch keine Angst mehr verspürte.

Herzprobleme

Herzprobleme gehen immer mit einer Störung im Herzchakra (Liebe, Liebesfähigkeit) einher. Das Kernproblem kann aber auch eine Störung im Wurzelchakra sein, das für den Herzmuskel zuständig ist. Eine Kommunikationsstörung zwischen dem Milzchakra und dem Stirnchakra führt zu einer Labilität der Kundalini. Diese Störung kommt öfter vor und ist biologisch begründet, denn zwischen dem Milzchakra (Solarplexus) und dem Stirnchakra fließen ständig Informationen, und zwar über Nervenkanäle. Wenn diese Verbindung sehr stark ist, kommt die Schwingung der Harmonie und der Liebe zu kurz. Das kann dazu führen, dass ein Mensch »kopflastig« wird. Diese Störung, die das Herzchakra in Mitleidenschaft zieht, entsteht oft dann, wenn der Kopf oder auch das Empfinden »aus dem Bauch« keine Lösung mehr findet. Das gilt für alle Lösungen, die mit Gefühlen zu tun haben. Mit Logik, Sachverstand und Ratio ist die Gefühlswelt nicht zu ergründen, und wenn es trotzdem versucht wird, leidet die Schwingung des Herzens, was zu schweren Herzproblemen aller Art führen kann.

Weitere mögliche Ursachen sind Störungen im Herz-, Kreislauf- und Nieren-Meridian, ein übermäßiger Verlust von Körperwasser (Dehydrierung) und eine Fehlstellung des 2. Brustwirbels. Sehr oft sind darüber hinaus noch der 3. Brustwirbel und die oberen Halswirbel betroffen. Außerdem kommen ein belasteter Schlafplatz und kranke Zähne als Verursacher von Herzproblemen in Frage.

Behandlung: Vom Herzchakra ausgehend werden zunächst alle anderen beteiligten Chakren ausgeglichen. Erst dann werden die Meridiane behandelt. Durch Handauflegen wird das Herz direkt gestärkt. Die Hände werden dazu eine Handbreit unterhalb des Schlüsselbeins sowie eine Handbreit von der Körpermitte entfernt aufgelegt. Man kann auch eine Kombination versuchen, indem man eine Hand auf das Herz und die andere auf den Herzmeridian legt. Affirmationen für das Herzchakra unterstützen die Behandlung durch den Heiler. Eine Organsprache-Therapie kann hilfreich sein.

Die Zusammenarbeit mit einem Kardiologen empfiehlt sich. Bei Wirbelfehlstellungen sollte eine chiropraktische Behandlung erfolgen. Zwischenmenschliche Probleme können in Zusammenarbeit mit einem Psychologen bewusst gemacht und nach Möglichkeit gelöst werden.

Herzrhythmusstörungen

Hier handelt es sich um rein nervlich bedingte Störungen zwischen dem Herzchakra und dem Milzchakra sowie zwischen dem Herzchakra und dem Stirnchakra. Auch der Trafo (Nebenchakra des Stirnchakras) und das Nebenchakra des Herzchakras können beteiligt sein. Diese beiden Nebenchakren sollten grundsätzlich zu allen anderen Energiemustern in Bezug gesetzt werden. Störungen findet man vor allem im Herz-Meridian und im Nerven-Meridian. Eine Fehlstellung des 2. Brustwirbels und/ oder der oberen Halswirbel sollte ebenfalls als Verursacher in

Betracht gezogen werden. Außerdem kommen Störungen im Elektrolyt-Haushalt als Verursacher in Frage.

Behandlung: Vom Herzchakra und seinem Nebenchakra ausgehend werden die beteiligten Chakren und Meridiane harmonisiert. In einigen Fällen kann der Verursacher mit Organsprache-Therapie oder auch mit Hilfe von Geisteschirurgie aufgelöst werden. Begleitend sollten, falls nötig, die Wirbelfehlstellung chiropraktisch behandelt und der Elektrolyt-Haushalt des Klienten ausgeglichen werden.

ఌ Fallbeispiel

Obwohl ich bei einem Klienten mit Herzrhythmusstörungen bereits das gesamte Energiesystem durchgetestet und harmonisiert hatte, hatte sich sein Zustand nur geringfügig verbessert. Man konnte beim besten Willen nicht von einer Heilung sprechen. Mein Gefühl sagte mir aber, dass hier noch mehr möglich war. Ich verband mich also mit meinem geistigen Helfer und bat um Aufklärung, warum die energetische Korrektur so wenig gebracht hatte. Als Antwort erhielt ich die Information: »Es ist ein materielles Problem. Dort, wo energetische Entladungen die Kontraktionen des Herzmuskels hervorrufen, sind Gewebe vorhanden, welche die korrekte Übertragung der nervlichen Impulse stören. Stelle dir das Hindernis wie eine Haut oder eine Schwarte vor. Wenn diese undurchlässige Schicht beseitigt ist, wird alles wieder normal funktionieren.«

Ich bat meinen geistigen Helfer also, die Verschwartung zu beseitigen. Bei solchen geisteschirurgischen Operationen gehe ich immer in die Entspannung und schaue mir das ganze energetische Geschehen auf einem inneren Bildschirm an. So kann ich mir keine eigene Meinung bilden, sondern schaue nur fasziniert zu und stelle nichts in Frage, weil die Bilder derart interessant sind. Dabei erlebte ich, was ich bei so feinen Entmaterialisationen schon oft erlebt hatte: Es wurde mit einem Licht gearbeitet, das nicht zu beschreiben ist, denn auf dieser Ebene tauchen Farben auf, die es in der physischen Welt nicht gibt. Das Licht der Entmaterialisation ist beispielsweise ein strahlendes Schwarz: Man sieht Licht in seiner schönsten Form und gleichzeitig als tiefe Dunkelheit. Dieses strahlende Schwarz ist äußerst schwer zu beschreiben, aber es ist in der Lage, feine Gewebe aufzulösen. Das hat nichts mit spektakulären Entmaterialisationen zu tun. Vielmehr handelt es sich um das Auflösen feinster Nervenfasern, die vielleicht einen bestimmten Schmerz verursachen, oder um das Veröden von Adern. Dafür benutzt mein Geistführer immer dieses strahlende Schwarz. Nachdem er die Schwarte und damit die Isolation der Nervenimpulse aufgelöst hatte (das Ganze dauerte vielleicht zehn Minuten), wurde der Klient durchgecheckt. Er kannte seine Rhythmusstörungen und konnte sie jederzeit fühlen, aber nun waren sie schlagartig weg. Diese Behandlung hatte – wie übrigens die meisten meiner Behandlungen – in einer Arztpraxis unter Aufsicht des Arztes stattgefunden.

In einem ähnlichen Fall wurde das Gleiche mit Organsprache-Therapie erreicht: Wir baten den Gesamtorganismus, mehr Flüssigkeit und mehr Weichheit in die Schwarte zu bringen, damit die Nervenimpulse wieder zum Herzmuskel überspringen konnten. Auch damit hatten wir Erfolg.

Das ist aber nicht bei allen Klienten mit Herzrhythmusstörungen möglich, sondern nur bei denen, wo die Herzrhythmusstörungen eine materielle Ursache haben. Wenn das Symptom von einer Störung im Energiesystem verursacht wurde, kann es auch nur im Energetischen korrigiert werden.

Hyperaktivität

Die wahrscheinlichste Ursache für Hyperaktivität ist eine Störung im Halschakra und/oder im Stirnchakra sowie eine Störung in der Kommunikation zwischen Sakralchakra und Halschakra oder zwischen Milzchakra und Stirnchakra. Eine Störung des Nerven-Meridians kommt als Ursache ebenso in Frage wie falsche Ernährung und Nahrungsmittelunverträglichkeiten.

Die Behandlung besteht im Ausgleichen der Chakren und im Stärken des Nerven-Meridians.

Begleitend sollte bei Bedarf der Schlafplatz des Klienten saniert werden. Außerdem kann es sinnvoll sein, die Ernährung umzustellen, wobei vor allem auf ausreichende und angemessene Vitaminzufuhr zu achten ist.

Kehlkopfentzündung/Mandelentzündung/ Stimmbandentzündung

All diesen Erkrankungen liegt eine Störung in den Bereichen zugrunde, die vom Herzchakra gesteuert werden oder im Halschakra selbst. Außerdem können Störungen des Energieflusses im Kreislauf-Meridian, Lymph-Meridian und Haut-Meridian (Schleimhaut, Sakralchakra) vorliegen. Auch die Halswirbelsäule kommt als Mitverursacher in Frage.

Behandelt werden Halsentzündungen, indem man alle betroffenen Energiesysteme harmonisiert. Falls das Sakralchakra ebenfalls betroffen ist, sind Suggestionen für dieses Chakra sehr hilfreich. Siehe dazu die Affirmationen.

Kopfschmerzen/Migräne

Alles, was sich im Kopf und im Hals abspielt, gehört in den Einflussbereich der höheren Chakren (Halschakra, Stirnchakra, Scheitelchakra). Diese Chakren sind am Aufbau allumfassenden Wissens beteiligt. In einer Zeit, in der viele Menschen permanent unter dem Druck stehen (Stirnchakra), Neues lernen und sich dem Stand der Technik anpassen zu müssen (Halschakra), gelten Kopfschmerzen als Zivilisationskrankheit, denn natürlich führt dieser Druck zu Belastungen, die sich als Kopfschmerzen ausdrücken. Andererseits werden Kopfschmerzen – besonders Migräne – aber auch von einer Störung des Stoffwechsels verursacht. Die meisten Migränekranken leiden unter einer Stoffwechselstörung (Nierenfunktionsstörung, Leberfunktionsstörung, Übersäuerung des Körpers).

Als Heiler spüren wir die Störfaktoren im Organismus auf. Ein klassisches Beispiel: Der Mensch hat Kopfschmerzen, weil er unter Leistungsdruck steht. Nun können wir ihm nicht einfach raten, mit dem Arbeiten aufzuhören, sondern müssen ihm helfen, mit dem Leistungsdruck fertig zu werden. Leistungsdruck verursacht einen Stau, der entsteht, wenn es im Bereich der Kopfchakren keine Ventile mehr gibt, durch die der Druck in die unteren Chakren entweichen könnte. Auf diese Weise entsteht eine Dominanz der oberen Chakren, die für zahlreiche Funktionsstörungen im Stoffwechsel verantwortlich ist, denn der Stoffwechsel wird unter anderem vom Halschakra aus gesteuert, und zwar über die Schilddrüsenhormone. Die Hirnanhangsdrüse, die das ganze Endokrinum beeinflussen kann, wird vom Stirnchakra gesteuert. Schmerzen im Kopf- und Halsbereich sind von so großer Bedeutung, weil der gesamte Organismus darunter leidet.

Unsere Aufgabe als Heiler besteht nun darin, durch Vergleichsmessungen herauszufinden, ob die Energiesysteme im Hals und im Kopf noch mit den anderen Bereichen des Organismus zusammenarbeiten. Erst wenn hier ein Ausgleich geschaffen werden kann, lässt der Druck nach und es kommt wieder zu einer ganzheitlichen Balance zwischen Leistung und Ruhe. Wird das Bedürfnis des Körpers nach Ruhe und Bewegung nicht mehr durch einen Leistungszwang des Denkens (des Rationalen, des Beobachtenden) unterdrückt, verschwinden auch die Kopfschmerzen.

Krampfadern

Krampfadern liegt meist eine Störung im Herzchakra (Zellregeneration) zugrunde und damit verbunden eine gestörte Kommunikation zwischen dem Herzchakra und den oberen Chakren (Hals-, Stirn- und manchmal sogar Scheitelchakra). Daran beteiligt sind der Organdegenerations-, Kreislauf-, Haut-, Bindegewebs- und Nerven-Meridian.

Bei der Behandlung werden zunächst die Chakren ausgeglichen, wobei man mit dem Herzchakra beginnt und sich von dort nach oben vorarbeitet. Dann werden die Energien jeweils zum Herzchakra und den genannten Meridianen hin ausgeglichen. Es sind mehrere Behandlungen nötig. Krampfadern können auch geisteschirurgisch behandelt werden.

Begleitend können Wechselbäder, Lymphdrainagen oder zarte Massagen (Streicheleinheiten für die Seele) eingesetzt werden. Eine Ernährungsumstellung kann ebenfalls angezeigt sein, denn ein Mangel an Vitamin C und Lysin begünstigt Krampfadern.

Krebs

Für die Entstehung von Krebs ist ein Zusammenbruch des Herzchakras verantwortlich. Der Anstoß für diesen Zusammenbruch kommt jedoch von anderen Bewusstseinsebenen, und zwar hauptsächlich aus dem Halschakra (Emotionen) und dem Stirnchakra (Gedanken). Außerdem kann das Sakralchakra eine Rolle spielen, weil es für die Steuerung des Säure-Basen-Haushalts zuständig ist.

Als auslösende Faktoren für eine Krebserkrankung kommen auch ein belasteter Schlafplatz sowie Pilze und Schwermetalle in Frage, ebenso wie Schockerlebnisse, dramatische Lebensphasen und ausweglose Situationen. Solche Erlebnisse sind dann im Lebenskalender verzeichnet. Gerade bei der Behandlung von Krebs können wir sehr erfolgreich sein, wenn es uns gelingt, die entsprechende Stelle im Lebenskalender des Klienten zu finden, den Verursacher, und das Schockerlebnis mit Hilfe der Geistigen Welt zu neutralisieren.

Begleitend sollten der Säure-Basen-Haushalt durch gezielte Ernährung ausgeglichen und der Körper eventuell entgiftet werden. Ein belasteter Schlafplatz muss saniert und Strahlenbelastungen jeglicher Art müssen ausgeschaltet werden. Seelische Hintergründe sollten mit Hilfe eines erfahrenen Psychotherapeuten aufgedeckt und aufgelöst werden.

Lähmungen

Als Ursache kommt eine Störung des Stirnchakras und des Nerven-Meridians beziehungsweise des Halschakras (Knochenmark) in Frage. Auch im Bereich des Herzchakras können Probleme bestehen, die mit einer Durchblutungsstörung zum zentralen Nervensystem einhergehen. Außerdem kann der Trafo betroffen sein. Weitere mögliche Ursachen sind Unfallfolgen, eine Schwermetallvergiftung, ein belasteter Schlafplatz, die Fehlstellung eines oder mehrerer Wirbel und tote Zähne.

Die Behandlung besteht im Ausgleichen des Trafos und der gestörten Energiesysteme und im Beheben einer eventuellen Unterversorgung im Kreislauf- und Nerven-Meridian.

Lebererkrankungen

Die wahrscheinlichste Ursache für Lebererkrankungen ist eine Störung des Milzchakras sowie eine Kommunikationsstörung zwischen dem Herzchakra und dem Halschakra. Die Kommunikationsstörung äußert sich dann in emotionaler Aggressivität, die bei gleichzeitiger Schwäche im Milzchakra unweigerlich einen entzündlichen Prozess auslöst. Dieser Prozess findet hauptsächlich im Bereich von Leber/Galle statt, weil diese Organe erfahrungsgemäß besonders sensibel auf emotionale Aggressivität reagieren.

Wenn die Kommunikation zwischen dem Herzchakra und dem Halschakra bei gleichzeitiger Schwäche des Milzchakras völlig zusammenbricht, entsteht **Leberzirrhose**, die auch als Resignation des Organs nach einem aggressiv entzündlichen Prozess verstanden werden kann.

Die Aufgabe des Heilers besteht also darin, die Kommunikationsstörung zwischen dem Herzchakra und dem Halschakra zu beheben und gleichzeitig das Milzchakra und die entsprechenden Meridiane (Leber-, Gallenblasen-, Lymph-, Kreislauf- und Organdegenerations-Meridian) auszugleichen.

Die Erfahrung zeigt, dass die energetische Behandlung von **Hepatitis** (besonders der durch Viren ausgelösten Hepatitis C) einen hohen Stellenwert hat. Ich habe mehrere von der Schulmedizin aufgegebene Klienten behandelt, die sich nach einigen Sitzungen so weit erholt hatten, dass selbst diese sonst als unheilbar geltende Virenerkrankung verschwand.

Lungenerkrankungen

Die Ursache für Lungenerkrankungen liegt in einer Störung des Herzchakras und des Halschakras. Diese beiden Chakren steuern die Lunge, wobei der Atemrhythmus vom Herzchakra kommt, während die Lunge als Organ vom Halschakra belebt wird. Wenn vom Herzchakra falsche Rhythmen ausgehen, kommt es zu Erkrankungen, bei denen Atemnot entsteht, bis hin zum Asthma. Ist das Herzchakra schwach (unzureichende Immunabwehr, schwache Zellregeneration), entstehen Erkrankungen wie Lungenentzündung oder andere durch entzündliche Prozesse ausgelöste Lungenerkrankungen. Das Herzchakra ist also für die Bereiche Rhythmus und körpereigene Abwehr zuständig, während die Versorgung des Gewebes vom Halschakra gesteuert wird. Wenn das Herzchakra geschwächt, das Halschakra hingegen stark ist, wird die Lunge nicht erkranken, denn es erkrankt immer nur das, was schwach ist. Es kann aber sein, dass das Halschakra sehr schwach ist und damit auch die Lunge als Organ. (Das zeigt sich dann bei einer Messung des Organdegenerations-Meridians in Bezug zum Halschakra.) Wenn nun das Immunsystem stark ist und die Rhythmen gut sind, entsteht vielleicht Atemnot, aber nie ein entzündlicher Prozess. Krankheit entsteht immer an der Stelle im Gesamtgefüge, an der am wenigsten Energie vorhanden ist.

Magenprobleme

Im Oberbauch dominiert das Milzchakra, das auch als Solarplexus oder Sonnengeflecht bezeichnet wird. Wie Neurologen festgestellt haben, befindet sich im Sonnengeflecht die zweitgrößte Ansammlung von Nervenzellen im menschlichen Körper, die für das Denken und die Vernunft zuständig sind. Zwischen dem Sonnengeflecht und dem Gehirn findet ein ständiger Austausch von Informationen statt. In Asien wird gesagt, man solle aus dem Bauch entscheiden lernen, weil die für Vernunftentscheidungen zuständigen Nervenzellen im Bauch über eine andere Wahrnehmung verfügen als ihre »Geschwister« im Bereich des Stirnchakras. Hier im Bauch geht es um die Empfindungen, um das Anpassen. So wie es alle Verdauungsorgane mit der Nahrung machen, müssen diese Nervenzellen Konflikte (das schwer Verdauliche) auflösen und verdaubar machen.

Erkrankungen in den einzelnen Organen entstehen also in Abhängigkeit davon, welche Konflikte nicht erlöst werden konnten. Wenn zusätzlich Schwächen in anderen Chakren vorhanden sind, vor allem im Stirnchakra und im Halschakra (weil die Hormone der Schilddrüse den Stoffwechsel beeinflussen), entsteht eine starke Wechselwirkung zwischen dem physischen und dem seelischen Bereich. Deshalb sind alle großen Bauchorgane anfällig für psychosomatische Erkrankungen. Und wenn sie über die Psyche erkranken, lassen sie über die innere Sekretion ein Problem entstehen, das den ganzen Körper belastet. So kann zum Beispiel durch Übersäuerung Rheuma entstehen.

Die Aufgabe eines Heilers besteht nun darin, die Energien durch Informationen zu stärken, damit das Gesamtbewusstsein in einen gesunden Zustand zurückfinden und erkennen kann, dass es ihm mit der Gesundheit viel besser geht. Jede Heilung ist auch ein Lernprozess und jeder Ausgleich ein Prozess des Erkennens. Oft sind mehrere Behandlungen schon allein deshalb notwendig, weil das Gesamtbewusstsein nicht einfach von einem schlechten in einen guten Zustand katapultiert werden kann. Das passiert zwar ab und an, aber meistens wird eher in kleinen Schritten und mit zusätzlicher Unterstützung durch entsprechende Begleittherapien gelernt.

Bei Magenproblemen sollten immer auch der Nerven-, der Lymph-, der Kreislauf-, der Allergie-, der Organdegenerations- und natürlich der Magen-Meridian überprüft werden. Auch eine Fehlstellung des 6. Brustwirbels muss bei der Diagnose in Betracht gezogen werden.

Weitere mögliche Ursachen für Magenprobleme sind andauernde Hetze und unregelmäßige Nahrungsaufnahme, Nahrungsmittelunverträglichkeiten, seelische Belastung und Angst, aber auch eine unregelmäßige Lebensweise, zum Beispiel bedingt durch Fließband- oder Schichtarbeit.

Behandlung: Die betroffenen Chakren müssen ausbalanciert werden. Dabei sollte das Sakralchakra auf jeden Fall mitbehandelt werden, auch wenn es nicht gestört ist. Gegen sich selbst gerichtete, aggressive Glaubenssätze müssen aufgespürt und mit positiven Suggestionen neutralisiert werden.

Begleittherapien:

- Ein bis zwei Tage Bettruhe und Fasten lassen eine akute Gastritis meist von selbst abklingen.
- Kamillen-, Melissen-, und Pfefferminztee wirken beruhigend.
- Feuchtwarme Wickel wirken schmerzlindernd.
- Eventuell die Wirbelfehlstellung chiropraktisch behandeln lassen.

- Überdenken der eigenen Lebenssituation und der ungesunden Essgewohnheiten, die zu den Beschwerden geführt haben. Vielleicht sollte eine Ernährungsberatung und/oder eine psychotherapeutische Beratung in Anspruch genommen werden.

Multiple Sklerose

Multiple Sklerose ist eine an bestimmte Standorte gebundene Erkrankung. Sie kommt in vielen Teilen der Erde vor, aber es gibt Regionen, die fast MS-frei sind, zum Beispiel Nordafrika und die Kanarischen Inseln. Durchsagen aus der Geistigen Welt, die ich in einem geführten Trancezustand empfangen habe, weisen darauf hin, dass folgende drei Faktoren für diese Krankheit verantwortlich sind:

- Als Erstes ist das Bewusstsein des Erkrankten zu nennen, der sich häufig durch eine dominante, oberlehrerhafte Natur (»ich weiß alles besser«) auszeichnet. Das führt zu einer erhöhten Spannung im Gehirn.
- Zweitens sind alle MS-Kranken strahlensensibel. Das heißt, dass Elektrosmog und Erdstrahlen bei ihnen zu einer Überladung der feinsten Gehirnströme führen und Kurzschlüsse auslösen können.
- Beim dritten Faktor handelt es sich um chemische Verbindungen im Boden, die vor allem über Graspflanzen (Getreide) in den Kreislauf des Lebens gelangen. Diese Substanzen haben auf die meisten Menschen überhaupt keinen Einfluss, wohl aber auf MS-Kranke, bei denen die feinen Nervenfasern im Gehirn von vornherein zu schwach isoliert sind.

Diese aus den Pflanzen bestimmter Regionen stammenden Stoffe schwächen die ohnehin fragile Isolation weiter und machen sie noch dünner und brüchiger.

Multiple Sklerose kann mit den Mitteln der Geistheilung nicht geheilt, sondern nur aufgehalten und gelindert werden.

Mundgeruch

Mundgeruch entsteht durch mangelhafte Mundhygiene, schlechte Zahnpflege oder Zahnprobleme, kann aber auch ein Hinweis auf ernste Erkrankungen sein. Manche Krankheiten sind an ihrem spezifischen Geruch erkennbar.

Wir als Heiler gehen jedoch nicht dem physischen Geruchssinn nach, sondern untersuchen die Organe, die Gase bilden beziehungsweise Gerüche produzieren, zum Beispiel die Leber oder die Niere als ausscheidende, entgiftende Organe ebenso wie den Magen und den gesamten Verdauungstrakt. Der Organdegenerations-Meridian gibt uns wertvolle Hinweise darauf, ob hier eine Organdegeneration vorliegt.

Mundgeruch kann außerdem auf eine Pilzinfektion der Schleimhäute hinweisen. Dann muss der Hautmeridian, der auch für die Schleimhäute zuständig ist, daraufhin untersucht werden, ob er mit der Thymusdrüse und dem Herzchakra in Einklang ist. Wenn Zahnprobleme als Verursacher in Frage kommen, kann der Heiler die einzelnen Zähne entweder mit außersinnlicher Wahrnehmung betrachten oder mit einem radiästhetischen Gerät wie dem Biotensor ausmessen.

Muskelkrämpfe

Aus energetischer Sicht werden Verkrampfungen vom Wurzelchakra ausgelöst. Das Wurzelchakra steuert die lebenserhaltenden, dynamischen Prozesse und damit auch die Nerven im Bereich des Sympathikus und des Parasympathikus. Wenn die Rhythmen der Anspannung und Entspannung in eine Richtung entgleisen, kann das zu Verkrampfungen führen, und diese Störung ist meistens im Wurzelchakra zu erkennen. Dann gilt es, das Wurzelchakra mit den verkrampften Regionen zu verbinden. Die Rhythmen von Anspannung und Entspannung können aber auch in die andere Richtung entgleisen. Wenn zu viel losgelassen wird, sind gleitende Wirbel und überdehnte Gelenke die Folge.

Bei Muskelkrämpfen muss zudem durch Messungen immer eine Mangelerscheinung im Mineralhaushalt ausgeschlossen werden, beispielsweise ein Magnesiummangel.

Myome

Myome sind gutartige Tumore der Frau. Sie gehen sehr oft auf ein Vorgeburtstrauma zurück, wie im Fallbeispiel gezeigt wird. Gemessen werden kann meistens eine Störung im Herzchakra (Zellregeneration und/oder körperbildende Kräfte) und eine Störung der Kommunikation zwischen Herzchakra und Sakralchakra. Daran beteiligt sind der Kreislauf-, Organdegenerations-, Lymph- und Nerven-Meridian.

Liegt ein Vorgeburtstrauma zugrunde, zeigen sich entsprechende Hinweise im Lebenskalender vor dem Geburtspunkt (siehe »Nebenchakra des Scheitelchakras«).

Fallbeispiel

Myome im Unterleib kommen bei Frauen sehr häufig vor und werden meist operativ entfernt.

Während meiner Arbeit in der Praxis einer Allgemeinärztin stellte ich bei sehr vielen Klientinnen neben der Leiden, derentwegen sie gekommen waren, ein Myom fest. Ich bat meine geistigen Helfer um Aufklärung und erfuhr, dass ein Myom entsteht, wenn die Mutter in den ersten drei Monaten der Schwangerschaft in Gedanken und Gefühlen mit sich kämpft, weil das Kind zur falschen Zeit kommt.

Dieses in den ersten drei Schwangerschaftsmonaten abgelehnte Kind bekommt später ein Myom. Ich konnte das zunächst gar nicht glauben und die Ärztin schon gar nicht, aber ein paar Monate später wurden wir eines Besseren belehrt, denn die Ärztin hatte ihre Myom-Klientinnen befragt und erfahren, dass sie alle »zur falschen Zeit« auf die Welt gekommen waren.

Meine Behandlung, die bewirkte, dass das Myom ausheilte und auch nicht wiederkam (was sonst eigentlich sehr oft vorkommt), bestand im Auslöschen von weit zurückliegenden (vorgeburtlichen) Informationen.

Das geht nur über geistige Vermittlung, wobei die Korrektur im Bereich des Herzchakras und des Scheitel-Nebenchakras vorgenommen wird.

In der *Schule der Geistheilung nach Horst Krohne*® behandeln wir Myome zunächst immer, indem wir eine Nachricht löschen (ein vorgeburtliches Trauma behandeln). Danach wird eine geisteschirurgische Operation vorgenommen, die viele unserer Heiler beherrschen: Die Versorgungskanäle (Lymphe und Blut) werden dabei mit Hilfe der Geisteschirurgie verödet, so dass das Myom praktisch eintrocknet.

Nasenpolypen

Hier liegt meistens eine ausgeprägte Kommunikationsstörung zwischen Herzchakra und Halschakra vor sowie eine Schwäche des Herzchakras (Zellregeneration und körperbildende Kräfte) mit einer zusätzlichen Störung zum Kreislauf-Meridian. Auffällig häufig ist zudem eine Schwäche im Wurzelchakra vorhanden, was zu einer partiellen Verkrampfung im Organismus führt. Umwelteinflüsse wie Elektrosmog und Erdstrahlen sowie eine schwierige Familiensituation können weitere Ursachen sein, die es zu beheben gilt.

Bei der Behandlung werden zunächst die beteiligten Energiesysteme ausgeglichen und von unten nach oben aufgebaut. Erst danach werden die Meridiane behandelt. Eventuell sollte auch geisteschirurgisch gearbeitet werden.

Begleitend wird, falls nötig, der Arbeits- und/oder Bettplatz saniert. Psychotherapeutische Methoden können eingesetzt werden, wenn eine problematische Familiensituation aufgelöst werden muss.

Nasenprobleme (Nasenbluten, Nebenhöhlenentzündungen)

Die Probleme werden meist von einer Störung im Halschakra und einer gestörten Kommunikation zwischen Halschakra und Herzchakra verursacht. Auch Störungen im Kreislauf-, Allergie-, Lymph- und Nerven-Meridian sowie ein gestörter Trafo kommen als Verursacher in Frage. Außerdem können Verschiebungen des 2., 3. und 4. Halswirbels für die Probleme verantwortlich sein. Eine Verpilzung des Körpers sowie Mangelerscheinungen, vor allem ein Mangel an Vitamin B2, Eisen und Zink, können ebenfalls eine Rolle spielen.

Die Behandlung besteht darin, die gestörten Chakren und Meridiane auszugleichen:

- bei Nasenbluten den Kreislauf-Meridian stärken;
- wenn die Nase »läuft«, den Lymph-Meridian behandeln;
- bei verstopfter Nase das Herzchakra und den Allergie-Meridian, eventuell auch den Haut-Meridian, behandeln;
- bei Problemen mit den Nebenhöhlen die Kommunikation zwischen Halschakra und Herzchakra besonders fördern; hier bitte auch auf tote Zähne achten.

Begleitend sollte der Vitamin- und Mineralstoffhaushalt ausgeglichen werden. Bei allen Nasenproblemen können Inhalationen sehr hilfreich sein. Bei von verschobenen Wirbeln ausgelösten Problemen kann ein Chiropraktiker helfen.

Wenn die Probleme durch psychische Belastungen entstanden sind (»Ich hab die Nase voll!«), kann mit Suggestionen gearbeitet werden. Auch eine Gesprächstherapie ist möglicherweise sinnvoll.

Nervenschmerzen (Neuralgie)

Hauptursache von Nervenschmerzen ist meist eine Störung im Herzchakra und im Stirnchakra. Auch Störungen im Allergie-, Nerven- und Kreislauf-Meridian, ein unausgewogener Vitamin-Haushalt, Wirbelverschiebungen im Bereich des 8. und 9. Brustwirbels sowie Belastungen durch Elektrosmog kommen als Verursacher in Frage.

Die Behandlung besteht im Ausgleichen der Chakren, wobei das Herzchakra und das Stirnchakra in der Regel gesondert behandelt werden müssen (langsamer Abbau der Störungen). Beim Auflegen der Hände direkt auf die schmerzende Region werden die Farben Violett und Silber visualisiert.

Begleitend sollten Mangelerscheinungen ausgeglichen und, falls eine Belastung durch Elektrosmog diagnostiziert wurde, Bett- und Arbeitsplatz saniert werden. Fehlstellungen von Wirbeln können mittels Chiropraktik korrigiert werden.

Nervosität

Hauptursache für Nervosität ist eine Störung im Stirnchakra. Außerdem können das Herzchakra, das Halschakra, das Scheitelchakra und der Trafo sowie der Nerven-, der Gelenkdegenerations-, der Kreislauf- und der Lymph-Meridian betroffen sein. Ein belasteter Schlafplatz, Stress, Angst, eine Schwermetallbelastung, Wirbelverschiebungen sowie ein Vitamin- und Mineralstoffmangel (vor allem Vitamin B, Magnesium und Zink) kommen ebenfalls als Verursacher in Frage.

Bei der Behandlung durch einen Geistheiler werden die Energiesysteme ausgeglichen. Außerdem müssen, wenn notwendig, Schwermetalle ausgeleitet und Mangelerscheinungen behoben werden. Wenn die Ursachen psychischer Natur sind, kann eine Lebensberatung sinnvoll sein. Dabei sollten vor allem Strategien zur Konfliktlösung erarbeitet werden. Wirbel sollten bei Bedarf von einem Chiropraktiker eingerenkt werden. Wirbelsäulen-Gymnastik nach Feldenkrais kann unterstützend wirken. Auch viel Bewegung und Ausgleichssport ist zu empfehlen. Bei Bedarf sollte der Schlaf- und/oder Arbeitsplatz entstört werden.

Nierenbeckenentzündung

Hauptursache für eine Nierenbeckenentzündung ist wahrscheinlich eine Störung im Sakralchakra und im Herzchakra sowie eine gestörte Kommunikation dieser beiden Chakren. Es können Störungen im Nieren- und im Kreislauf-Meridian vorliegen, in einigen Fällen ebenso im Lymph-Meridian. Wenn die Probleme länger anhalten, sind meistens auch der Bindegewebs- und der Haut-Meridian betroffen.

Bei der Behandlung werden die betroffenen Chakren und Meridiane ausgeglichen. Außerdem sollten die Nieren mit gepolten Händen direkt behandelt werden.

Begleitend sollte bei jeder Störung der Harnwege viel getrunken werden (mindestens zwei bis drei Liter geeigneten Tee täglich). Bei kalten Füßen helfen Wechselbäder. Auch Vitamine und homöopathische Mittel können zum Einsatz kommen.

Nierenschwäche/Nierensteine

Nierenschwäche wird höchstwahrscheinlich von Störungen im Sakralchakra verursacht, die von hier auf das Wurzelchakra, das Milzchakra und das Herzchakra, in seltenen Fällen auch auf das Halschakra übergreifen.

Folgende Meridiane können beteiligt sein: Nieren-, Blasen-, Lymph-, Kreislauf-, Nerven- und Organdegenerations-Meridian, der Dreifacherwärmer, aber ebenso der Allergie-, Magen-, Leber- und Gallenblasen-Meridian.

Weitere mögliche Verursacher sind Stoffwechselstörungen und ein in der Folge dadurch gestörter Säure-Basen-Haushalt, Wirbelsäulenprobleme im unteren Brustwirbel-Bereich sowie eine nach innen gerichtete Allergie, Erdstrahlen, tote Zähne und eine Schwermetallbelastung.

Auch eine falsche Zusammensetzung der Nahrung und daraus resultierend eine Dehydrierung des Körpers sowie ein Vitamin- und Mineralstoffmangel (vor allem von Zink, Magnesium, Kalium und Natrium) kommen als Verursacher in Frage. Diese vielen Entgleisungen sind typisch für Nierenerkrankungen, weil meistens die Gefühle mitspielen.

Bei der Behandlung durch den Geistheiler werden die Chakren ausgeglichen. Außerdem werden die Verbindungen zu allen Meridianen sowie der Chakren beim Klienten untereinander gestärkt. Da sehr viele Energiesysteme beteiligt sind, sollte die Behandlung öfter wiederholt werden. Auch die Organsprache-Therapie zeigt in diesem Fall gute Ergebnisse.

Begleitend ist für den Klienten eine Ernährungsumstellung besonders wichtig. Bei Nierensteinen sollte sich diese nach Art und Zusammensetzung der Steine richten. Eine Wassertherapie ist ebenfalls höchst sinnvoll. Wenn die Erkrankung durch zwischenmenschliche Probleme verursacht wurde, kann eine Gesprächstherapie helfen. Bei Bedarf sollten die Zähne saniert werden. Im Fall einer Schwermetallbelastung muss der Körper entgiftet werden. Bei Wirbelfehlstellungen ist eine chiropraktische Behandlung angezeigt.

Ohrenprobleme

Ohrenprobleme haben wie Probleme mit allen Sinnesorganen etwas mit einer Störung im Halschakra sowie mit einer gestörten Kommunikation zwischen Halschakra und Stirnchakra zu tun. Beteiligt sind außerdem das Herzchakra (Durchblutungsstörung) sowie das Sakralchakra und das Milzchakra (Stoffwechselstörungen, die zur Verdickung der Körperflüssigkeiten Lymphe und Blut führen). Darüber hinaus können auch sämtliche Stoffwechsel-Meridiane gestört sein.

Wirbelverschiebungen im obersten Bereich der Halswirbelsäule sind ebenfalls eine häufige Ursache für Ohrenprobleme. Außerdem kommen von einem unausgeglichenen Stoffwechsel herrührende Probleme wie Angst und Verkrampfung sowie Stress, Erdstrahlen, Schwermetallbelastung und tote Zähne als Verursacher in Betracht. Probleme mit den Ohren können schließlich auch die Folge einer nicht ausgeheilten früheren Ohrerkrankung sein.

Bei der Behandlung von Ohrenproblemen sollte der Ausgleich der Energiesysteme im Hals und im Kopf an erster Stelle stehen. Sobald diese stabil sind, werden die Selbstheilungskräfte im Herzchakra gestärkt. Dann kommen die Meridiane an die Reihe, die unbedingt mit Suggestionen (für Freiheit und Freude) behandelt werden sollten, wobei direktes Handauflegen am betroffenen Ohr von Vorteil sein kann.

Begleitend können Affirmationen helfen, Ängste und Verkrampfungen abzubauen. Falls nötig, sollten die Nackenwirbel mittels Chiropraktik wieder in die richtige Position gebracht werden. Bei Bedarf sollten ein belasteter Bettplatz entstört, Zähne saniert und Gifte ausgeleitet werden. Dabei kann eine Wassertherapie unterstützend wirken.

Parkinson-Krankheit

Höchstwahrscheinlich wird diese Krankheit durch eine Quecksilberbelastung des Körpers verursacht, die zu einer Störung im Energiehaushalt des Gehirns führt. Beeinträchtigt sind sämtliche für die Versorgung und die Regeneration zuständigen Meridiane. Auch Probleme mit der Halswirbelsäule sowie eine gestörte Energie im Trafo sind unbedingt zu berücksichtigen.

Bei der Behandlung sollte die Entgiftung an erster Stelle stehen. Erst dann kann behutsam mit dem Aufbau der gestörten Energiesysteme begonnen werden. Die umgekehrte Vorgehensweise führt zu einer Verschlechterung der Krankheit. Außerdem kann mediales Behandeln, also das Arbeiten mit einem Geistführer, angezeigt sein.

Rheumatische Erkrankungen

Rheuma ist ein Oberbegriff für mehr als hundert verschiedene Symptome (rheumatischer Formenkreis), die sich am Stütz- und Bindegewebe des Bewegungsapparats manifestieren, sehr schmerzhaft sind und die Bewegungsfähigkeit nicht selten so stark einschränken, dass es zur Invalidität kommen kann. Entsprechend breit ist das Spektrum der Ursachen, die zu einer rheumatischen Erkrankung führen. Aus diesem Grund ist hier nicht nur eine sehr gründliche Untersuchung aller Energiesysteme notwendig, sondern auch eine besonders sorgfältige Auswahl der Behandlungsmethode.

An einer rheumatischen Erkrankung sind alle Energiesysteme und Organe beteiligt, obwohl meist ein System oder Organ dominiert. Die Organsprache-Therapie gibt Rheumakranken oft den entscheidenden Hinweis und bringt dem Kranken sehr häufig auch die Erlösung. Da bei rheumatischen Erkrankungen oft Ablagerungen vorhanden sind und entzündliche Prozesse zunächst abklingen müssen, sind mindestens zehn Behandlungen notwendig, um die Erkrankung wirklich auszuheilen. Natürlich gibt es auch Klienten, bei denen das gesamte rheumatische Geschehen durch ein Schockerlebnis oder ein Kindheitstrauma ausgelöst wurde. Wenn dieses Erlebnis über den Lebenskalender korrigiert wird, setzt die Heilung besonders schnell ein.

Folgende Begleittherapien sind angezeigt:

- Eine Belastung durch tote Zähne, Schwermetalle, Erdstrahlen, Allergien und dergleichen muss unbedingt ausgetestet und eventuell neutralisiert werden.
- Eine Psychotherapie kann bei Ängsten und versteckten Aggressionen helfen.
- Bei stark deformierten Gelenken kann mit Geisteschirurgie gearbeitet werden.
- Krankengymnastik, Ergotherapie und Ernährungsumstellung sind angezeigt.
- Bei akuter Gelenkentzündung sollte eine Kältebehandlung erfolgen, sonst hilft eine Wärmebehandlung der betroffenen Gelenke.

Schilddrüsenprobleme

Funktionsstörungen der Schilddrüse, gleich ob Unterfunktion oder Überfunktion, gehen auf eine Störung im Halschakra zurück. Probleme mit dem Halschakra und damit eingehend sämtliche Schilddrüsenprobleme stellen eine große Herausforderung für alle Therapeuten dar.

Bei Schilddrüsenproblemen gibt es keine einfachen Selbsthilfetherapien, und die Therapie der Schulmedizin besteht normalerweise im Verschreiben von Hormonpräparaten. Ein Geistheiler triggert die Hormone, er regt die Steuerung der Hormone an. Ein

Hormon ist nämlich nichts weiter als ein Katalysator, der seine Funktion nur auf einen Impuls hin wahrnimmt.

Der Geistheiler gibt diesen Impuls und harmonisiert den steuernden Faktor. Das gelingt natürlich nicht immer, weil viele Seelen auf der tief unbewussten Ebene keine Lehre und damit auch keine Heilung annehmen wollen.

Schlafstörungen

Schlafstörungen können unterschiedliche Ursachen haben:

- Störungen im Stirnchakra oder im Halschakra;
- verschobene Wirbel im Bereich der Halswirbelsäule;
- Störungen in den unterschiedlichsten Meridianen;
- Strahlenbelastung des Schlafplatzes, Elektrosmog, Stoffwechselstörungen sowie ein Mangel an Vitaminen und Mineralstoffen;
- Sorgen, Stress und die Unfähigkeit »abzuschalten« behindern das Einschlafen.

Zunächst werden alle beteiligten Chakren und Meridiane vom Heiler ausbalanciert. Bei der Behandlung des Nerven-Meridians können friedvolle Suggestionen eingesetzt werden, bei der Behandlung des Kreislauf- und/oder Allergie-Meridians Suggestionen zum Thema Freiheit.

Begleitend müssen Ungleichgewichte im Vitamin- und Mineralstoffhaushalt ausgeglichen werden. (Hier ist besonders auf einen Mangel an Calcium, Magnesium, Kieselerde und Vitamin D sowie auf einen Überschuss an Kobalt zu achten). Falls nötig, müssen der Bettplatz saniert, der Körper entgiftet und die Zähne saniert werden. Eventuell kann mit Affirmationen, Suggestionen und meditativen Übungen gearbeitet werden.

Schlaganfall

Schlaganfälle werden häufig durch Störungen im Stirnchakra, Halschakra, Herzchakra und Sakralchakra, manchmal auch im Wurzelchakra verursacht. Daran beteiligt sein können der Kreislauf-, Nerven- und Bindegewebs-Meridian. Außerdem ist bei Schlaganfall-Klienten der Schlafplatz häufig belastet und sollte daher unbedingt ausgetestet werden – einschließlich des Kopfpolsters. Weitere Ursachen können sein: eine falsche Zusammensetzung des Blutes, Bluthochdruck oder eine Verkrampfung der Adern im Kopfbereich des Klienten.

Bei seiner Behandlung wird ein Geistheiler den Energiefluss zum Stirnchakra verstärken und die gelähmten Stellen mit gepolten Händen behandeln. Während der Behandlung, besonders während der Behandlung des Kreislauf-Meridians und des Nerven-Meridians, können lebensbejahende Affirmationen eingesetzt werden. Es sind mindestens zehn Behandlungen nötig, wobei die Behandlungen im Abstand von zwei bis drei Wochen wiederholt werden sollten.

Schmerzen, Schmerzempfindlichkeit, Dauerschmerz

Schmerz ist immer ein Schrei nach Energie oder nach Hilfe. Als Ursache kommen die unterschiedlichsten Störungen in den Chakren in Betracht:

- *Wurzelchakra:* Verkrampfung und Verspannung.
- *Sakralchakra:* Der Säure-Basen-Haushalt ist nicht im Gleichgewicht.
- *Milzchakra oder Solarplexus:* Das Sonnengeflecht ist »überspannt«, was bedeutet, dass die Verdauung beziehungsweise Verbrennung der Speisen gestört ist. Damit ist auch die Erzeugung von Bioenergie beeinträchtigt.
- *Herzchakra:* Die Herzlichkeit leidet unter der Dominanz des Denkens.
- *Halschakra:* Die überhöhte oder falsche Schmerzvermittlung resultiert aus einer Fehlvermittlung im Rückenmark.
- *Stirnchakra:* Eine Fehlspannung zum Hirnstamm bewirkt eine falsche Reizvermittlung zwischen Klein- und Großhirn (und damit verbundene Glaubenssätze wie »Das muss ja weh tun« oder »Geschieht mir ganz recht, dass es weh tut«).

Beteiligt sind hauptsächlich der Nerven- und der Allergie-Meridian, im Grunde kann es aber alle Meridiane betreffen. Weitere Ursachen sind Stoffwechselstörungen, Vitamin- und Mineralstoffmangel, Schwermetallbelastung, ein gestörter Bettplatz sowie Krankheiten, die durch Umweltgifte entstanden sind (Berufskrankheiten). Auch allergische Reaktionen und störende Narben können eine Rolle spielen.

Es empfiehlt sich, alle gestörten Systeme von unten nach oben aufzubauen, beginnend mit dem Wurzelchakra. Dabei ist meist ein allmähliches Abklingen der Schmerzen zu beobachten. Häufig sind mehrere Behandlungen nötig. Als Begleittherapie haben sich Autosuggestionsübungen und Meditationen sowie Behandlungen der Wirbelsäule, vor allem mit Craniosakraltherapie, besonders gut bewährt. Außerdem sollte der Körper bei Bedarf entgiftet werden, Narben sollten entstört, kranke oder tote Zähne saniert und Belastungen durch Elektrosmog ausgeschaltet werden. Bei Schmerzen, die durch andere Krankheiten, Operationen oder Unfälle entstanden sind, müssen natürlich auch die ursächlichen Faktoren berücksichtigt werden.

Fallbeispiel

Der 43-jährige Klient litt seit vielen Jahren unter chronischen Schmerzen, fast immer nur auf der linken Körperseite. Die Schmerzen hatten schon in seiner Schulzeit eingesetzt, waren aber erst zwischen dem 25. und dem 28. Lebensjahr stärker geworden. Sie waren nicht ständig vorhanden, sondern schwankten zwischen kaum spürbaren Anflügen und heftigen Attacken, die ihn unregelmäßig heimsuchten.

Ich vermutete sofort eine Rhythmusstörung, wusste aber nicht, wo. Da im Energiesystem letztlich alles Rhythmus ist, untersuchte ich zunächst die Chakren, fand jedoch keine gravierenden Abweichungen. Erst im Bereich des sechsten Nebenchakras (Trafo) wurde ich fündig.

In dem Bereich (auf der physischen Ebene liegt hier die *Medula oblongata*) befindet sich ein Transformationsfeld, wo die Schwingungen der Nervenströme aus dem Rumpfbereich in Feinströme umgewandelt werden, die zum Bereich des zentralen Nervensystems gehören. Dieser Teil war schwer gestört.

Ich nahm an, dass harmlose Schmerzhinweise hier nicht ausgefiltert wurden, sondern ungebremst in die Wahrnehmung des Klienten gelangten.

Doch warum war das so?

Eine Messung der Meridiane ergab eine Störung im Nerven- und im Gelenkdegenerations-Meridian. Da auch die Wirbelsäule mit zu den Gelenken gehört, nahm ich an, dass hier eine

Schädigung durch einen Unfall stattgefunden hatte. (Das zeigten auch die Messergebnisse, bei denen man zwischen Einwirkungen von außen und Krankheiten, die der Mensch zulässt, unterscheiden kann.) Es stellte sich heraus, dass der Klient als Kind von einer Schaukel gefallen war. Dabei war möglicherweise der Atlas verschoben worden oder es hatten sich Störungen im 1. und 2. Halswirbel ergeben, die auf der physischen Ebene natürlich nicht mehr erkennbar waren.

Die Messergebnisse waren jedenfalls eindeutig.

Ich legte also meine Hände auf den oberen Nacken des Klienten und begann den Trafo zu behandeln. Schon während der Behandlung ließen die Schmerzen nach, und nach der Behandlung waren die Messergebnisse in allen Meridianen in Ordnung. Die Behandlung führte zu einer völligen Ausheilung, und auch einige Monate später war der Klient immer noch beschwerdefrei. Hier hatte offenbar ein harmlos anmutender kleiner Unfall einen Schock ausgelöst, der die Informationsübertragung an einer bestimmten Stelle im zentralen Nervensystem auf Dauer empfindlich gestört hatte.

Suchtkrankheiten

Bei allen Suchtkrankheiten sind gegen das Leben gerichtete Kräfte am Werk. Ursache ist immer eine Störung im Herzchakra, die in gegensätzlichen Rotationsschwingungen sichtbar wird. Daher sollten alle Behandlungen vom Herzchakra ausgehen und durch Affirmationen und Suggestionen ergänzt werden.

In vielen Fällen ist die Mitwirkung eines Geistführers nötig, um eine Heilung zu bewirken (mediales Heilen).

Übelkeit

Übelkeit kann durch eine Fehlfunktion der inneren Sekretion und damit durch Selbstvergiftung entstehen (Milzchakra). Ihr Ursprung kann aber auch im Bereich der Ohren liegen (Halschakra und Stirnchakra). Wenn Letzteres der Fall ist, entsteht beim Menschen so etwas wie Seekrankheit.

Venenentzündung

Venenentzündungen liegt meist eine Störung zugrunde, die vom Herzchakra ausgeht und eine Kommunikationsstörung zwischen Herzchakra und Halschakra sowie zwischen Herzchakra und Sakralchakra bewirkt. Außerdem liegen oft Blockaden im Kreislauf- und im Lymph-Meridian vor.

Wenn alle genannten Chakren und Meridiane gestört sind, gibt es höchstwahrscheinlich auch Probleme mit dem Wurzelchakra und der gesamten Kundalini-Energie, die dann wiederum dazu führen, dass das Immunsystem und die Regenerationskräfte nicht richtig arbeiten.

Die Behandlung muss analog zur Entstehung der Beschwerden erfolgen (siehe oben). Zusätzlich empfiehlt es sich, die am stärksten betroffenen Stellen mit gepolten Händen und blauem Licht zu behandeln und dabei Suggestionen zu den Themen Freude und Freiheit einzusetzen.

Wenn der Mineralstoffhaushalt entgleist ist, sollte mit Vitaminen und Spurenelementen gearbeitet werden, vor allem mit den Vitaminen B6 und C. Eventuell muss auch die Ernährung umgestellt werden.

Verstopfung/Dickdarm

Bei den möglichen Ursachen für Verstopfung stehen Störungen im Sakralchakra und im Milzchakra an erster Stelle. Dadurch, dass die Kundalini nicht frei fließen kann, ist häufig auch die Kommunikation zum Wurzelchakra und zum Halschakra gestört. Außerdem können Störungen im Dickdarm-, im Nieren-, im Nerven-, im Lymph- und im Bindegewebs-Meridian vorliegen. Weitere mögliche Ursachen sind: eine Fehlstellung des 1. Lendenwirbels, falsche Ernährung (zu viel Zucker, zu wenig Ballaststoffe und zu wenig Flüssigkeit), Angst und/oder psychische Probleme.

Die Behandlung eines Geistheilers besteht darin, dass er das Sakralchakra und das Milzchakra aufbaut und die Kommunikation zum Wurzelchakra und zum Halschakra sowie zu den gestörten Meridianen wiederherstellt.

Begleitend können folgende Therapien angezeigt sein:

- Viel Trinken ist ein sehr wirksames Mittel gegen Verstopfung. Ein Glas lauwarmes Wasser, vor dem Frühstück getrunken, wirkt Wunder. Nehmen Sie über den Tag verteilt mindestens zwei Liter Flüssigkeit (Wasser, verdünnte Fruchtsäfte oder Kräutertee) zu sich.
- Ernährungsumstellung auf ballaststoffreiche Kost mit viel rohem Gemüse, Obst und Vollkornprodukten.
- Eventuell chiropraktische Behandlung der Wirbelfehlstellung.
- Zur Bewältigung der Angst und/oder der psychischen Probleme sollte die Hilfe eines Psychotherapeuten in Anspruch genommen werden. Hier können auch die Suggestionen für den Dickdarm-Meridian (siehe dort) sehr wirkungsvoll sein.

Wechseljahresbeschwerden

Wechseljahresbeschwerden können sehr erfolgreich über das Sakralchakra und den Meridian des Dreifacherwärmers behandelt werden. Aber auch die Organsprache-Therapie hat sich als hervorragende Methode zur Behandlung von Hitzewallungen und anderen Begleiterscheinungen der Wechseljahre erwiesen.

Wirbelsäulenprobleme

Wie im Zusammenhang mit dem Bewegungsapparat bereits erwähnt wurde, sind Störungen im Wurzelchakra und im Halschakra die Hauptverursacher aller Probleme mit dem Knochengerüst sowie mit den Sehnen und Bändern. Für Degenerationserscheinungen und Wucherungen können auch Störungen im Herzchakra und im Stirnchakra sowie in allen anderen Chakren verantwortlich sein (beispielsweise Stoffwechselstörungen, die von einem gestörten Sakral- und Milzchakra verursacht werden, oder Probleme des Denkens, die aus einem gestörten Stirnchakra resultieren). Außerdem haben Vergiftungen im Körper Einfluss auf den Auf- und Abbau des Skeletts.

Wirbelsäulenprobleme und Störungen im Knochengerüst sind fast immer im Bereich eines schwachen Chakras zu finden. So beeinträchtigt beispielsweise ein schwaches Wurzelchakra die Beine, während ein schwaches Sakralchakra Störungen in der Lendenwirbelsäule und in den Hüftgelenken mit sich bringt. (Den genauen Zusammenhang zeigt Abbildung 2.)

Beteiligt sind bei Wirbelsäulenproblemen in aller Regel der Gelenkdegenerations-Meridian, der Bindegewebs-Meridian, alle Versorgungsmeridiane, aber auch der Nerven-Meridian und die Meridiane sämtlicher Stoffwechselorgane. Zusätzlich belastend wirken natürlich noch Elektrosmog, Erdstrahlen und Schwermetalle. Außerdem kann vergangener oder aktueller Medikamentenmissbrauch eine nicht zu unterschätzende Rolle als Auslöser von Wirbelsäulenproblemen spielen.

Da der Aufbau der Knochen sehr langsam vor sich geht, sind Behandlungen über einen längeren Zeitraum erforderlich. Von Vorteil ist es, wenn während jeder Behandlung mit heilenden Händen eine Verbindung zwischen dem Heilungszentrum (Herzchakra) und der betroffenen Körperstelle hergestellt wird. Bei schweren Problemen muss der betroffene Bereich der Wirbelsäule vorübergehend ruhiggestellt werden.

Ein Mangel an Mineralstoffen und Vitaminen, der ebenfalls häufig vorkommt, muss unbedingt ausgeglichen werden. Darüber hinaus sollten alle genannten Störfaktoren ausgeschaltet werden. Das heißt, je nach Verursacher: Schwermetalle ausleiten, Zähne sanieren, Schlafplatz entstören.

Begleitend helfen Bewegungstherapie und Wassertherapie bei Stoffwechselstörungen. Da die Wirbelsäule die »Stütze des Lebens« ist, kommt vielleicht auch eine Psychotherapie in Betracht (siehe hierzu den Exkurs am Ende von Kapitel 7: »Die besondere Bedeutung der Wirbelsäule«).

Zahnprobleme

Die Ursache für Zahnprobleme liegt meistens in einer vom Halschakra ausgehenden Störung, denn der Rachenraum wird von diesem Chakra versorgt. Wenn die Störung auf das Herzchakra (Heilungszentrum) übergreift, gibt es Schwierigkeiten mit der Versorgung über den Kreislauf und die Lymphe. Ist das Halschakra gestört, kommt es auch zu Problemen mit dem Calcium-Haushalt (Einlagerung des Calciums ist erschwert), wodurch die Festigkeit der Zähne beeinträchtigt wird.

Die Behandlung besteht im Ausbalancieren der beteiligten Chakren und Meridiane (Kreislauf- und Lymph-Meridian). Gleichzeitig muss der Mineralstoffhaushalt unbedingt ausgeglichen werden.

Begleitend ist eine Ernährungsumstellung angezeigt. Fehlende Vitamine und Mineralstoffe müssen ergänzt, kranke und vor allem tote Zähne saniert werden.

Zittern, Zuckungen

Bei diesem Symptom muss vor allem das Wurzelchakra beachtet werden und ebenso die gesamte Wirbelsäule, denn auch Wirbelfehlstellungen können zu Störungen führen, die plötzliches Zittern oder unkontrollierbare Zuckungen mit sich bringen. Das Wurzelchakra muss immer mit dem Stirnchakra in Einklang sein. Wenn diese Verbindung unterbrochen ist, kann es sein, dass das sechste Nebenchakra (der Trafo) »dicht gemacht«, also eine Art Notschaltung vorgenommen hat, um bestimmte Dinge nicht mehr erleben zu müssen.

Chakra	3 / 4	3		5 / 3		3 / 4	1 / 2		1 / 2		3 / 4	5 / 2		3		4 / 6
Sinnes-Organe	Innenohr	Kiefernhöhle		Siebbeinzellen		Auge	Stirnhöhle		Stirnhöhle		Auge	Siebbeinzellen		Kiefernhöhle		Inn.ohr
Gelenke	Schulter Ellenbg	Knie vorne		Schulter Ellenbogen		Hüfte Fuß Knie hi	Kreuzbein. Steissbein Knie hinten				Hüfte Fuß Knie hi	Schulter Ellenbogen		Knie vorne		Schulter Ellenbg
Drüsen	Hypoph. H-Lapp.	Schilddrüse Nebenschilddrüse		Thymusdrüse			Epiphyse		Epiphyse			Thymusdrüse		Schilddrüse Nebenschilddrüs e		Hyp. V- Lapp.
Organ / Meridian	Herz re Zentr. Nerven-system	Pankreas Magen rechts		Lunge rechts Dickdarm rechts		Leber re Gallenb Herz re	Niere rechts Blase rechts Urogenitales		Niere links Blase links Urogenitales		Leber li Gallen-gänge li Herz li	Lunge links Dickdarm links		Milz Magen links		Herz li Zentr. Nerven-system
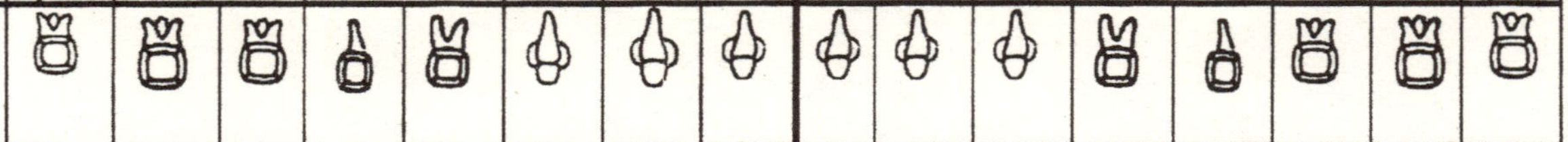																
ZAHN	**8**	**7**	**6**	**5**	**4**	**3**	**2**	**1**	**1**	**2**	**3**	**4**	**5**	**6**	**7**	**8**
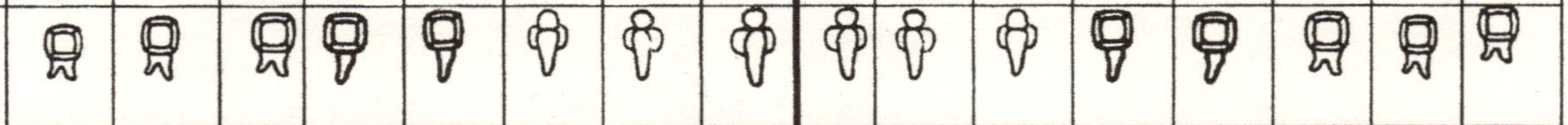																
Organ / Meridian	Herz re	Dickdarm rechts Lunge rechts		Magen rechts Pankreas		Gallen-blase	Blase rechts Urogentiales		Blase links Urogenitales		Herz li Leber li	Magen links Milz		Dickdarm links Lunge links		Herz li
Drüsen	periph. Nerven	Arterien	Venen	Lymph-gefässe	Keimdrüsen		Nebenniere		Nebenniere		Keimdrüse		Lymph-gefässe	Venen	Arteri-en	periph. Nerven
Gelenke	Schulter, Ellenbogen			Knie vorne Kiefer		Knie hinten						Knie vorne Kiefer		Schulter Ellenbogen		
						Hüfte, Fuß	Kreuzbein, Steissbein, Fuß				Hüfte, Fuß					
Sinnes-Organe	Ohr	Siebbeinzellen		Kiefernhöhle		Auge	Stirnhöhle		Stirnhöhle		Auge	Kiefernhöhle		Siebbeinzellen		Ohr
Chakren	**4 / 6**	**3 / 5**		**3**		**3**	**1**		**1**		**4 / 3**	**3**		**2 / 5**		**4**

Abb. 5. Zähne und Organe

6

Soforthilfe bei Unfällen

Unfälle aus geistiger Sicht

Unfälle und Verletzungen sind Selbstbestrafungen der Seele. Das klingt hart, kann aber unmittelbar nachvollzogen werden. Wenn Sie sich beispielsweise in den Finger schneiden, werden Sie schnell herausbekommen, warum das geschehen ist, wenn Sie sofort in die Stille gehen und nachfragen: »Warum passiert mir das gerade jetzt?« Vielleicht finden Sie heraus, dass Sie, kurz bevor Sie sich in den Finger geschnitten haben, über eine einschneidende Entscheidung nachdachten, die durchaus jemanden hätte verletzen können. Das sind einzelne Gedanken und daher auch nur kleine Verletzungen, die schnell ausheilen. Sind die Unfälle gravierender, liegt ihnen meistens eine Summe von Fehlentscheidungen zugrunde, angefangen von unguten Gedanken über ungereimte Emotionen bis hin zur emotionalen Aggressivität. Emotionale Aggressivität ist übrigens der Hauptgrund für viele Unfälle, die zum Erkenntnisweg für die Seele werden. Ein Unfall kann aber auch ein Warnsignal des Unbewussten sein oder sogar die Rettung, und zwar in dem Sinne, dass durch den Unfall Schlimmeres verhindert wird.

Bei einem Arbeitstreffen unserer Therapeuten bat eine der anwesenden Heilpraktikerinnen um Auskunft bezüglich einer Unfallverletzung. Vor zehn Tagen war sie beim Betreten des Badezimmers ohne ersichtlichen Grund ausgerutscht, mit dem Rücken auf der Türschwelle gelandet und hatte sich einen Wirbel angebrochen. Sie verbrachte ein paar Tage im Krankenhaus, wo ihr ein Kunststoffkorsett angepasst wurde, das sie immer noch trug. Wir behandelten sie zunächst mit Organsprache-Therapie und dann mit gepolten Händen.

Am Ende dieser energetischen Behandlung wollten alle Anwesenden wissen, was im Leben dieser Frau vorgefallen war. Welches Unglück oder welcher Schaden war durch den Unfall abgewandt worden? Sichtlich gerührt erzählte die Frau:

Ich habe meine Praxisräume in der umgebauten Mansarde unseres Hauses. Die Räume wurden mir langsam zu klein, und außerdem störte es mich, dass alle meine Klienten unseren privaten Hauseingang benutzen und damit unser Privatleben belasten. Ich suchte schon seit langem nach geeigneten, neuen Räumlichkeiten und bekam vor kurzem die Möglichkeit, mich mit 50.000 Euro an einer Gemeinschaftspraxis zu beteiligen. An dem Tag des Unfalls sollte ich den Vertrag unterzeichnen und das Geld bezahlen. Drei Tage nach dem Unfall las ich im Krankenhaus die Tageszeitung und erfuhr, dass diese Gemeinschaftspraxis hoch verschuldet war und Konkurs angemeldet hatte. Mein Geld wäre also verloren gewesen, wenn dieser Unfall mich nicht daran gehindert hätte, den Vertrag zu unterzeichnen. Niemals wäre ich darauf gekommen, dass mein Körperbewusstsein diesen Unfall herbeigeführt hat.

Wie wir später erfuhren, heilte der Wirbel in für die Ärzte doch unerklärlich kurzer Zeit ganz aus.

Was Sie als Helfer nach einem Unfall tun können

Nicht immer kann die Lehre aus einem Unfall so schnell gezogen werden wie in diesem Fall, und manchmal haben Unfälle tiefgreifende Folgen auf der körperlichen wie auch auf der seelischen Ebene, die nur sehr langsam, wenn überhaupt, geheilt werden können. Ob sich ein Mensch, der einen Unfall hatte, als Opfer empfindet, dem der »Unfallgegner« (wenn es denn einen gibt) oder das böse Schicksal übel mitgespielt hat, oder eher als jemand, der Glück im Unglück hatte, ist sicherlich eine Frage der individuellen Wahrnehmung. An dieser Wahrnehmung kann jemand, der dem Betreffenden Hilfe leistet, nichts ändern, wohl aber an der Art, wie er ihm seine Hilfe anbietet.

Die folgende Geschichte beschreibt einen Unfall und seine unmittelbaren Folgen aus der Sicht des Unfallopfers. Hier wird deutlich, was für ein Segen ein Mensch sein kann, der bei einem Unfall nichts weiter tut, als bedingungslos zu helfen.

Der Helfer in dieser Geschichte ist ein Mensch wie du und ich. Er hat sich jedoch insofern wie ein Heiler verhalten, als er seine selbstlose Hilfe im rechten Moment ohne Wenn und Aber zur Verfügung stellte:

Eines Tages hatte ich einen Unfall mit dem Fahrrad. Es war ein sehr milder Tag, die Sonne schien und die Straße war trocken. Trotzdem rutschte das Vorderrad plötzlich nach links weg, ich stürzte und schlug mit dem Kopf auf den Asphalt. Auf der Gegenfahrbahn fuhr gerade ein Auto, aber es hatte nichts mit meinem Sturz zu tun, so viel war klar. Außer dem Auto waren noch ein paar Radfahrer unterwegs – und einer davon kam mir zu Hilfe. Seine

Hilfe war eine Mischung aus praktischem Engagement und respektvoller Sympathie (das ist die beste Bezeichnung, die mir dafür einfällt). Er fragte, ob er einen Krankenwagen rufen solle, denn immerhin hatte ich eine Platzwunde am Auge, die, wie er richtig feststellte, genäht werden musste. Ich wollte aber lieber zu meinem Hausarzt. Also brachte er mich dorthin. Unterwegs redete er mit mir, nicht so sehr über meine Verletzung, sondern eher so, wie man mit einem netten Menschen redet, den man gerade unter angenehmeren Umständen kennengelernt hat. Er hatte Zeit oder nahm sie sich und strahlte eine unglaubliche Gelassenheit aus. Beim Arzt lieferte er mich nicht einfach ab, sondern blieb da und hielt meine Hand (die war auch verletzt), bis ich schließlich fast keinen Schmerz mehr spürte, auch nicht, als die Wunde am Auge zwar nicht genäht, aber immerhin geklebt wurde. Eine knappe Stunde später war ich schon wieder fit genug, dass ich das Mittagessen für meinen aus der Schule kommenden Sohn zubereiten konnte. Abends rief mein »Retter« extra bei uns an, erkundigte sich bei meinem Mann nach meinem Befinden und wünschte mir eine gute Besserung.

Meine Freude über so viel Freundlichkeit und Anteilnahme war stärker als alle Schmerzen, die ich natürlich auch hatte, und bewirkte eine erstaunlich schnelle Genesung. Acht Tage später erinnerte nur noch eine kleine Narbe über meinem linken Auge an den Unfall.

Dies war ein relativ unbedeutender Unfall, aber was hier als bemerkenswert empfunden wurde, gilt auch für die selbstlose Hilfe bei größeren Unfällen. Meine eigenen Erlebnisse mit Unfallopfern waren ähnlich gelagert wie die des Helfers der verunglückten Fahrradfahrerin: Ich leistete Erste Hilfe auf der energetischen Ebene und habe schon mehrmals Unfallopfer zum Arzt beziehungsweise in ein Krankenhaus begleitet.

Zeitreisen und Spontanheilungen

In meinem Buch *Geheimnis Lebenskalender* habe ich dem Thema Zeitreisen und Spontanheilungen ein ganzes Kapitel gewidmet. Zeitreisen bieten Heilern, die über starke Heilkräfte verfügen, die Möglichkeit, unter bestimmten Voraussetzungen die zeitliche Barriere zu durchbrechen und Ergebnisse aus der Zukunft in die Gegenwart zu holen. Dadurch können sie bei Unfallverletzungen eine Spontanheilung herbeiführen. Ein Beispiel aus meiner eigenen Praxis kann dies verdeutlichen …

Wenn ich in München Seminare gab, behandelte ich an freien Tagen Klienten in einer Arztpraxis. Eines Abends besprachen wir gerade die einzelnen Fälle, als es klingelte und eine Patientin der Ärztin um Hilfe bat. Sie war in Reitkleidung, kam humpelnd herein und sagte: »Ich bin beim Absteigen vom Pferd umgeknickt.« Die Ärztin ließ sich den Fuß zeigen, der in einem Reitstiefel steckte. »Da kann ich nichts machen«, sagte sie. »Sie müssen zu einem Orthopäden gehen. Der wird sich den Fuß ansehen und Ihnen dazu leider den Stiefel aufschneiden müssen, denn Ihr Fuß ist bereits so stark angeschwollen, dass Sie den Stiefel nicht mehr ausziehen können.« Dann fügte die Ärztin hinzu: »Ich habe gerade Herrn Krohne hier in der Praxis. Er ist Heiler, vielleicht kann er Ihnen helfen.«

Die Patientin sagte zu, und ich legte meine gepolten Hände auf den durch das angeschwollene Knöchelgelenk prall gefüllten Stiefel. In tiefer Heilentspannung ging ich gedanklich Stunde für Stunde nach vorn in die Zukunft. Es war ein zwölfter September. Also ging ich in Gedanken durch den dreizehnten, vierzehnten, fünfzehnten September und so weiter in die Zukunft. Dann sah ich den Oktober, den November und den Dezember an mir vorbeiziehen und stoppte den zeitlichen Ablauf. Ich stellte mir vor, dass die Bänderzerrung am Fuß nach drei Monaten wohl ausgeheilt war. In meiner Vorstellung ließ ich die Frau nun auf einem Trampolin springen und sah, wie sie froh und ohne Beschwerden hüpfte. Dieses Trampolinspringen hielt ich gedanklich fest und ging dann wieder durch die Zeit zurück bis in die Gegenwart. Hier angekommen freute ich mich darüber, dass meine Klientin wieder so hüpfen konnte, und löste mich aus dem Heilvorgang.

Die ganze Zeit hatte ich kein Wort gesagt und jeden mentalen Kontakt zu meinem Geistführer vermieden. Nun bat ich die Klientin, ihren Fuß zu belasten. Sie machte ein paar Schritte, setzte sich, nahm den Stiefel in die Hände und zog ihn mühelos vom Fuß. Die Schwellung und alle Schmerzen waren weg. Der Fuß war wieder völlig in Ordnung.

Mit dieser Methode, die ich Zeitreise nenne, kann vielen Menschen geholfen werden, aber nicht jedem. Wie bei allen Heilmethoden sind uns auch hier Grenzen gesetzt. Wir können Heilung nicht einfach tun oder erzwingen. Heilung kann nur geschehen, wenn das Bewusstsein des Einzelnen und des Kollektiven sie auch zulässt. Um dieses Zulassen können wir als Heiler bitten, und oft wird sich dann Heilung einstellen.

In unserem Ausbildungsprogramm hat die Methode der Zeitreise mittlerweile einen festen Platz. Sie ist sehr leicht zu erlernen, wirkt recht schnell, ohne dass der Heiler dabei sprechen muss, und der Heiler wie der Klient können sie jederzeit problemlos anwenden und anwenden lassen. Es müssen allerdings bestimmte *Voraussetzungen* erfüllt sein:

1. Der Heiler muss über starke Heilkräfte verfügen. Er muss zum Beispiel »gepolte Hände« einsetzen können oder die bewusste Steuerung der Chakrenenergie.
2. Es wäre gut, wenn der Heiler sich auch auf Astralreisen begeben könnte, denn auf Astralreisen wird die Erkenntnis gewonnen, dass Teile unseres Bewusstseins Raum und Zeit überwinden können.
3. Der Heiler muss dazu in der Lage sein, während der Zeitreise über längere Zeit ein Bild von Vitalität und Gesundheit aufrechtzuerhalten.
4. Der schwierigste Punkt ist der Glaube. Der Heiler muss der festen Überzeugung sein, dass der Mensch Zeit und Raum überwinden kann und dass Zeitreisen möglich sind.

Anfangs war ich überzeugt, dass diese Methode nur wirkt, wenn dem Verletzten bisher mit keiner anderen Behandlungsart (Operation, Einrenkungen) geholfen werden konnte. Spätere Erfahrungen zeigten mir jedoch, dass dies erst der Anfang war und uns die Methode noch ganz andere Möglichkeiten bietet, die mir nicht bewusst gewesen waren. Wir können sogar in die Vergangenheit gehen und dort helfend eingreifen. Auch diese Möglichkeit möchte ich an einem Fall verdeutlichen …

In einem Kurs zur Heilerausbildung erklärte ich, dass Heilprozesse mit Hilfe der Zeitreise-Methode in die Zukunft nur wirken, wenn ein Ausheilen der Verletzung biologisch noch möglich ist. Wurde durch eine Operation bereits etwas weggenommen, kann es durch eine Zeitreise nicht neu gebildet werden. Eine Teilnehmerin sagte daraufhin: »Schade, dann kann mir nicht geholfen werden.« Sie hatte eine alte Verletzung, die nach Aussagen der Ärzte nicht regenerierbar war. Etwa zehn Jahre zuvor war sie im Garten gestürzt und mit der Hand in eine Glasscheibe gefallen. Dabei hatte sie sich den Handballen bis zum Daumenknochen aufgeschnitten. Alles wurde im Krankenhaus ordentlich versorgt, aber durch die tiefe Verletzung waren die Nerven durchtrennt worden. Seitdem war ihr Daumen gefühllos. Viele Gläser und Tassen waren ihr schon entglitten, weil sie den Haltedruck ihres Daumens nicht mehr spürte.

Ich sah keine Möglichkeit, wie Heilung aus der Vergangenheit in die Gegenwart geholt werden konnte. Vielleicht lag das daran, dass ich damals an den Lehrsatz glaubte: »Unsere Gegenwart ist das Produkt der nicht mehr veränderbaren Vergangenheit und der möglichen Entfaltung in die Zukunft.« Jedenfalls beendeten wir unsere Diskussion über die Zeit ohne ein Resultat und machten mit unserem Schulungsprogramm weiter.

Während einer Meditation, die wir gemeinsam durchführten, wanderten meine Gedanken immer wieder zurück zu unseren Gesprächen über das Heilen aus der Vergangenheit. Das Thema ließ mich einfach nicht mehr los, und so kam mir der Gedanke, meinen Geistführer zu fragen. Vielleicht hatte er ja einen brauchbaren Hinweis. Es geschah etwas, das ich nicht erwartet hatte – ich bekam die klare Anweisung: »Geh mit der gleichen Zeitvorstellung zurück zu dem Unfallgeschehen, verändere die Heilanwendung und nimm das verbesserte Resultat mit in die Gegenwart.«

Meine nächste Frage war: »Soll ich Ereignisse auflösen, die in der Vergangenheit stattgefunden haben?«

»Nein, das geht nicht«, war die Antwort, »aber du kannst den Ablauf der Heilung verändern und verbessern. Man kann nichts ungeschehen machen, doch kraft der Imagination kannst du in der Vergangenheit eine entsprechend positive Entwicklung anstoßen und das Ergebnis in die Gegenwart holen.«

Nach dieser Durchsage dachte ich mir einen Plan aus, um der Frau mit dem gefühllosen Daumen zu helfen. Ohne ihr genau mitzuteilen, was ich vorhatte, sagte ich: »Ich möchte Ihren Daumen mit Handauflegen behandeln, vielleicht gibt es eine Verbesserung.« Ich nahm ihre Hand in meine gepolten Hände und ging in der Zeit zurück – eine Stunde, zwei Stunden, drei Stunden. Dann beschleunigte ich auf einen Tag, zwei Tage – auf eine Woche, zwei Wochen – einen Monat, zwei Monate – ein Jahr, zwei Jahre – bis in das Unfalljahr. Hier bremste ich den Zeitstrom ab und befand mich am Unfalltag in der Vergangenheit. Nun nutzte ich den genauen Ablauf der Ereignisse, den sie mir gegeben hatte, und sah in meiner Vorstellung, wie sie mit der Verletzung in ein Krankenhaus gebracht wurde.

Ich begann, mir ein neues Szenarium vorzustellen. Der Unfallarzt sah sich die tiefe Wunde an und sagte: »Ich brauche sofort einen Neurochirurgen, der die durchtrennten Nerven wieder verbindet, denn wenn das nicht gemacht wird, hat sie später kein Gefühl im Daumen.« Ich stellte mir bildlich vor, wie beide Ärzte die Wunde versorgten. Nach dieser imaginären Behandlung ging ich einige Tage in die Zukunft und sah, wie die Klientin die ersten Bewegungen mit dem Daumen machte und spürte, dass Gefühl darin war. Dann ging ich ein paar Wochen weiter. Die Wunde war gut verheilt, und die Klientin übte mit dem Ziel, der Hand und dem Daumen ihre normale Kraft wiederzugeben. Mit dieser geheilten und übenden Hand vor Augen reiste ich über Tage, Monate und Jahre wieder zurück in die Gegenwart. Hier angekommen hielt ich das Bild der gesunden Hand fest und war überzeugt: »Die Hand ist völlig in Ordnung!«

Als ich ihre Hand losließ, sagte die Frau: »Es hat bei Ihrer Behandlung andauernd in meinem Daumen gezuckt, und mir ist jetzt ganz heiß.«

»Betätigen Sie Ihren Daumen«, bat ich sie. »Hat sich etwas verändert?«

Sie machte ein paar Übungen und fing an zu weinen. Die ganze Gruppe war ein wenig ratlos, denn sie hatte nichts gesagt. Dann schaute sie in die Runde, und Glück strahlte aus ihren tränennassen Augen. »Ich kann meinen Daumen wieder fühlen!«, rief sie.

Ich bat die Gruppe, keine Fragen zu stellen. Wir wollten abwarten, wie es dem Daumen morgen früh gehen würde. Das Seminar war für diesen Tag ohnehin zu Ende, und ich wagte es nicht, über meine Behandlung zu sprechen. Es war zu neu für mich, zu unbegreiflich. Am nächsten Tag waren wir alle sehr gespannt auf »unseren« Daumen und sprachen darüber. Noch Jahre später war der Daumen völlig in Ordnung.

Im Laufe der Zeit hat sich herausgestellt, dass die Zeitreise-Methode auch einige Tücken hat, die jeden Erfolg verhindern können. Werfen wir einen Blick auf die mir bekannten Probleme:

- Der Heiler glaubt nicht, dass der Mensch in der Lage ist, zeitliche Abläufe zu verändern. Schon ein kleiner Zweifel kann den Erfolg verhindern.

- Der gesunde Zustand des betreffenden Körperteils muss während der Rückreise in die Gegenwart lückenlos imaginiert werden. Jede Unterbrechung und jedes Wahrnehmen anderer Bilder führt zum Misserfolg.
- Der Klient darf die Zeitreise auf keinen Fall in Gedanken mitmachen. Am besten ist es, wenn er von nichts weiß. Sollte er die Methode kennen, rät man ihm am besten, die Augen nicht zu schließen und sich von äußeren Betrachtungen ablenken zu lassen.
- Der Klient sollte möglichst nicht über das Ziel der Zeitreise informiert werden.
- Klienten mit starken mentalen Kräften können, wenn sie diese Heilmöglichkeiten nicht verstehen oder nicht daran glauben, den Heilvorgang rückgängig machen und zum Beispiel bewirken, dass sich das Krankheitsbild allmählich wieder zeigt.
- Diese Methode sollte nicht bei degenerativen Erkrankungen und Organfehlfunktionen eingesetzt werden und besonders dann nicht, wenn nur ein unklares Bild über den Ausgang der Erkrankungen vorhanden ist.
- Die Zeitreise ist bei Verletzungen und Unfallfolgen immer eine gute Heilmöglichkeit, egal wann und wie der Unfall stattgefunden hat. Bei Operationsschäden hingegen ist sie selten erfolgreich, vor allem, wenn bei der Operation etwas weggenommen wurde. Narbenentstörungen oder Veränderungen der Narben sind jedoch möglich.
- Es sollte zur gleichen Zeit keine andere energetische Behandlung wie eine Meridian- oder Chakrenbehandlung durchgeführt werden.

Wenn Sie die Zeitreise-Methode einsetzen wollen, sollten Sie darauf achten, dass alle vier Voraussetzungen erfüllt sind, die der Heiler mitbringen sollte; sie wurden zu Beginn dieses Kapitels genannt. Gewöhnen Sie sich ganz langsam an die Arbeit mit der Methode, wachsen Sie allmählich hinein. Erst wenn Sie volles Vertrauen in sich und dieses Heilverfahren haben, werden Sie auch schwierige Fälle mit Erfolg behandeln können.

7

Diagnose und Behandlung

Diagnoseverfahren zur Entdeckung von Krankheitsursachen

Der Fragenkatalog

Aus der Perspektive des energetischen oder Geistigen Heilens gibt es nur zwei Krankheitsursachen: Überfunktion und Unterfunktion. Der Mensch erkrankt entweder an einem Zuviel oder an einem Zuwenig. Geistiges Heilen ist somit immer ein Ausbalancieren, ein Ausgleichen, ein Harmonisieren. Die Frage ist nur: Wo ist zu viel oder zu wenig, worin besteht die Über- oder Unterfunktion? Keinesfalls dürfen wir hier allein die bioenergetischen Funktionen betrachten. Der Körper kann nämlich auch unter Mangelerscheinungen (Zuwenig) oder Ablagerungen (Zuviel) leiden oder darunter, dass unterschiedliche Umwelteinflüsse seine Lebensgrundlage aus dem Gleichgewicht bringen.

Liegt der Verursacher im Unbewussten oder im Seelisch-Geistigen, kann das Aufspüren der Hintergründe zu einer echten Herausforderung werden. Das gilt ganz besonders dann, wenn der Kranke die Schritte, die zu seiner Gesundung führen würden, nicht tut oder aufgrund falscher Glaubenssätze noch nicht einmal für notwendig hält.

Wenn Sie sicher und schnell zum Verursacher einer Erkrankung vordringen wollen, sollten Sie dem Klienten zunächst einmal folgende Fragen stellen:

1. Ernährst du dich richtig?

Hat dein Körper alles, was er braucht? Die Wahrscheinlichkeit, dass die Ernährung eine Störung verursacht oder gar verhindert, dass der Hilfesuchende gesund wird, liegt bei fünfzig Prozent. Und Sie können davon ausgehen, dass sich ein Mangel an Vitaminen und Spurenelementen nicht durch Handauflegen oder fromme Sprüche beheben lässt. Selbst wenn Sie den Verursacher im rein Energetischen oder in der Umwelt des Kranken gefunden haben, kann eine unterstützende, vitaminreiche, dem Zustand des Kranken angepasste Ernährung seine Heilung beschleunigen. Heilen ist nämlich immer ein Geben und Nehmen, und Heilenergie kann nur übertragen werden, wenn sie auch empfangen wird. Dieses Empfangen ist ebenso wie das Wirken der Heilenergie stark von der biochemischen Grundlage abhängig.

Wenn Sie als Heiler nicht über die Fähigkeit verfügen, Nahrungsmittel auszutesten, sollten Sie mit einem Ernährungsberater zusammenarbeiten. Zum Testen brauchen Sie einen Testsatz für Vitamine und Spurenelemente. Ob Sie nun ein Gerät verwenden, wie es in der Bioresoanztherapie benutzt wird, oder eine Rute, ein Pendel oder ein anderes radiästhetisches Gerät, spielt keine Rolle. Wenn Sie genügend praktische Erfahrung gesammelt haben, werden Sie gute Erfolge mit Ihrer Methode erzielen.

Eine weitere Hilfe für den Klienten besteht im Austesten der Nahrungsmittel, die er einkauft oder auch erzeugt und zu sich nimmt. Viele Erkrankungen, besonders Allergien, werden durch Nahrungsmittelunverträglichkeiten ausgelöst oder doch mitverursacht.

Sammeln Sie in Arbeitsgruppen oder Kursen Erfahrungen zu diesem Thema. Sie brauchen jedoch kein allzu großes Wissen über biochemische Vorgänge, denn es geht immer nur um die

Frage: Ist ein Nahrungsmittel verträglich/brauchbar oder unverträglich/unbrauchbar?

2. Bettest du dich richtig?

Jeder zehnte Kranke wird nicht gesund, weil eine Strahlenbelastung seines Schlafplatzes vorliegt. Diese Belastung kann von einer Wasserader ausgehen oder von anderen Verdichtungen ganz natürlicher Energien wie Erdmagnetismus oder Luft-Elektrizität. Bett- oder Baumaterialien, Elektrogeräte, Einrichtungsgegenstände, Bilder hinter Glas mit Metallrahmen, Erd- oder Untergrundformationen können die frei in der Natur vorkommenden Energien so verdichten, fokussieren oder verändern, dass die Nervenenergien, der Fluss der Energie in den Meridian- oder Akupunkturbahnen oder die Zellsteuerung gestört werden. Eine weitere Belastung kann aus dem Bereich kommen, der mit dem Sammelbegriff Elektrosmog bezeichnet wird.

Strahlenbelastungen dieser Art kommen als Verursacher vieler Erkrankungen in Frage und können die Gesundung und Regeneration eines jeden Kranken erschweren und verzögern. Schon vor zwanzig Jahren sagten Baubiologen, die mit Krebsforschern zusammenarbeiteten: »Wir haben tausend Häuser von Krebskranken untersucht. Es war nicht ein strahlenfreies darunter.« Meine Erfahrungen als Radiästhesist und Heiler haben das bestätigt.

Alle diese Strahlungen, ob sie natürlichen oder technischen Ursprungs sind, haben eines gemeinsam: Sie können unsere Heilkräfte, die Zellregeneration, die Biochemie, das Denken und sogar die Psyche negativ beeinflussen, und das geschieht lautlos und unterschwellig. Die Hormondrüsen und das Immunsystem sind am empfindlichsten. Sie reagieren als erste auf Fremdenergien.

Wann immer weder falsche Nahrung noch Ärger, Stress oder die böse Schwiegermutter als Verursacher in Frage kommen, sollte man eine Strahlenbelastung in Betracht ziehen. Einige meiner Klienten, bei denen solche Strahlenbelastungen vorlagen, hatten bereits einen langen Weg durch viele Untersuchungsinstanzen hinter sich. Nicht selten waren sie als »eingebildete Kranke« oder Hypochonder bezeichnet worden. Werden Sie sofort wachsam, wenn Sie hören, dass ein Kranker eine Information wie die folgende von seinem Arzt bekommen hat: »Körperlich sind Sie völlig gesund. Ihre Krankheit ist wahrscheinlich nervlich bedingt.«

Nur eine Untersuchung des Wohn-, Schlaf- oder Arbeitsplatzes mit der Rute, dem Pendel und/oder elektronischen Geräten kann ergeben, ob eine Strahlenbelastung vorliegt. Und nur am Ort der Belastung können die notwendigen Entscheidungen getroffen werden. Sie heißen Flucht oder Entstörung, wobei Flucht (weg vom belasteten Platz) die beste Lösung ist und Entstörung oder Neutralisieren immer eine Notlösung bleibt. Energetisches Heilen allein ist in diesem Fall nutzlos, denn der Verursacher wirkt weiter, dauerhafter.

Als Heiler sollten Sie möglichst auch die Fähigkeit des Wünschelrutengehens erwerben oder mit einem erfahrenen Rutengeher zusammenarbeiten.

3. Hast du Probleme mit anderen Menschen?

Dieser Problemkreis ist sehr groß. Er beginnt mit Unstimmigkeiten im Milieu, reicht über kulturelle oder religiöse Differenzen, Probleme mit Nachbarn und Kollegen bis hin zu ernsthaften familiären Verstrickungen. Mit dieser dritten Frage begeben wir uns auf eine andere Ebene. Während die erste Frage mehr die Körperchemie (Ernährung) und die zweite mehr das Energetische betraf, geht es jetzt um das Unbewusste, das Seelische. Krankheiten, die hier ihren Ursprung haben, sind Hilfeschreie der Seele. Sie sagen zum Beispiel: »Ich werde mit meinen zwischenmenschlichen Problemen nicht mehr fertig.«

Es kommt aber auch vor, dass ein Mensch die Probleme und Sorgen naher Verwandter übernimmt (Mitleid) oder dass sie ihm aufgepfropft werden (»Du bist schuld«). Mitleid, »mitleiden«, ist viel weiter verbreitet, als allgemein angenommen wird. Besonders zwischen Eltern und Kindern ist es oft so stark ausgeprägt, dass Krankheiten für einen anderen »ausgetragen« werden. Der Mitleidende will sie dem Leidenden abnehmen.

Ungelöste Konflikte mit anderen können lange Zeit im Verborgenen schlummern oder wie in einer Warteschleife kreisen, um irgendwann zur Landung anzusetzen und dann scheinbar ohne ersichtlichen Grund ernste Störungen hervorzurufen. Aufspüren können wir sie durch eine Auramessung mit dem Tensor, durch Messen der Meridiane an den Fingern und Zehen sowie durch das Ausmessen des Chakrensystems, was besonders viele Informationen zu seelischen Konflikten liefert (siehe dazu mein Buch *Die Schule der Geistheilung*).

Bei seelischen Konflikten kann Hilfe ausschließlich über Bewusstwerdung und Bewusstseinsveränderung kommen. Angst, Unwissenheit und falsche Glaubenssätze müssen aufgedeckt und neue Lebenseinstellungen gefunden werden. Daher gibt es hier keinen festen Behandlungsrahmen.

Die seelische Stabilität, die für eine Bewusstseinsveränderung nötig ist, kann über die Behandlung der Chakren gewonnen werden. In vielen Fällen eignet sich die Organsprache-Therapie sehr gut zum Aufdecken und gleichzeitigen Erlösen der unbewussten Konflikte. Methoden wie das Familienstellen nach Bert Hellinger, Psychokinesologie nach Dr. Klinghardt oder andere werden nicht immer ausreichen, um den Konflikt zu lösen. Dann ist die höchste Instanz gefragt: Geistheilung und Fürbitten. Gebetsheilungen und mediale Zusammenarbeit mit einem Geistführer sind meiner Erfahrung nach die wirksamsten Anwendungen, wenn alles andere versagt.

4. Hast du Probleme mit Gott und/oder der Schöpfung?

Oberflächlich betrachtet scheint diese Frage keine krankmachende Bedeutung zu haben. Wenn wir jedoch in die Tiefe gehen, in den Urgrund des menschlichen Seins, können wir ihre Brisanz erfassen. Die Tendenz, das schöpferische, geistige Sein nicht als die gebende und erhaltende Kraft aller Erscheinungsformen zu betrachten, führt zur Verleugnung der eigenen Seele und destabilisiert die Verbundenheit von Körper, Seele und Geist. Auch falsche Vorstellungen von Gott (»Einen liebenden Gott gibt es nicht, es gibt nur einen strafenden Gott.«) führen in die Angst mit allen sich daraus ergebenen Problemen.

Bei vielen Kranken konnten Glaubenssätze, Vorstellungen und Meinungen als Verursacher ihres Leidens ausgemacht werden. Hier einige Beispiele:

- Alles ist vorbestimmt/Schicksal.
- Die Natur ist feindlich.
- Mir kann keiner helfen.
- Leben heißt fressen und gefressen werden.
- Der Mensch ist eine Fehlentwicklung der Schöpfung.
- Mit dem Tod ist alles zu Ende.

Glaubenssätze wie diese münden in unheilvolle Prozesse sowohl auf der körperlichen als auch auf der psychischen Ebene. So entstehen lange anhaltende oder immer wiederkehrende Erkrankungen, die dann in einen weiteren Problemkreis führen, der durch andere Glaubenssätze aufrechterhalten wird, zum Beispiel:

- Ich bin unheilbar krank.
- Ich habe alles schon versucht.
- Mit diesem Leiden (Problem) muss ich leben.
- Gott liebt mich nicht.
- Ich habe nie Glück.

Solche lebensverneinenden Meinungen und Glaubenssätze gibt es in Hülle und Fülle. Sie können sie ergänzen und werden erkennen, dass sie alle denselben Hintergrund haben: einen Mangel an Liebe, Hoffnung und Vertrauen – zu sich selbst, in die Umwelt/Natur und/oder in Gott.

In solchen Fällen sollten alle Gespräche, Behandlungen und Anwendungen darauf abzielen, den Bewusstseinszustand des Heilungssuchenden zu stabilisieren und so zu erreichen, dass er sich mit Gott und der Schöpfung einverstanden erklären kann. Erst wenn ein gewisses Maß an Sicherheit gegeben ist, werden Liebe, Hoffnung und Vertrauen wachsen. Gesundheitsprobleme, die sich aus einer lebensverneinenden Grundeinstellung ergeben, sind nicht so einfach »wegzuheilen«.

Aufbauende Gespräche, die Lektüre ausgewählter Bücher, Vorträge und Seminare sind dabei hilfreich. Jede Heilanwendung sollte mit liebevollen Affirmationen verbunden werden. Heilungen, die auf Bewusstseinsveränderung angewiesen sind, brauchen Geduld und viel Zeit.

Für Heilungen aus diesem Bereich brauchen Sie ein hohes Maß an Erfahrung, denn jeder Mensch ist so individuell und einzigartig wie die für ihn notwendige Heilbehandlung. Meiner Erfahrung nach liegt der Übergang zu psychisch-seelischen Erkrankungen im Bereich der vierten Frage und steht vielleicht auch in Zusammenhang mit Problemen, die sich aus der dritten Frage ergeben. Obwohl wir als Heiler in Kontakt mit geistigen Helfern stehen, die viel bewirken können, gibt es hier Grenzen, die schwer zu überwinden sind. Arbeiten Sie mit einem Psychologen oder Psychiater zusammen, wenn Sie es mit therapieresistenten Klienten zu tun haben.

Die Arbeit mit dem VivoMeter

In den Kursen und Seminaren der *Schule der Geistheilung nach Horst Krohne®* hat sich gezeigt, dass mediale Fähigkeiten sehr selten bereits mitgebracht werden. Zu Beginn der Ausbildung sind die meisten Teilnehmer auf Hilfsmittel angewiesen. Das können teure Apparaturen und Messgeräte sein oder auch ganz einfache Instrumente wie Rute oder Pendel. Meiner Erfahrung nach liefert der sogenannte VivoMeter, eine Einhandrute, die besten Mess- und Aussageergebnisse. Wenn Sie jedoch mit anderen Messgeräten gute Erfahrungen gemacht haben, so nutzen Sie diese ruhig weiter. Beginnen Sie mit einfachen Messungen, zum Beispiel dem Austesten von Lebensmitteln.

Der VivoMeter besteht aus einem etwa zwanzig Zentimeter langen, runden Metallrohr, das an beiden Enden mit Metallstopfen versehen ist. Diese Metallstopfen haben jeweils eine Bohrung als Steckkontakt. Das Metallrohr dient dem Heiler als Handgriff und zugleich als Kontakt für den aufsteckbaren Federstab mit Ring. Der Federstab ist ungefähr dreißig Zen-

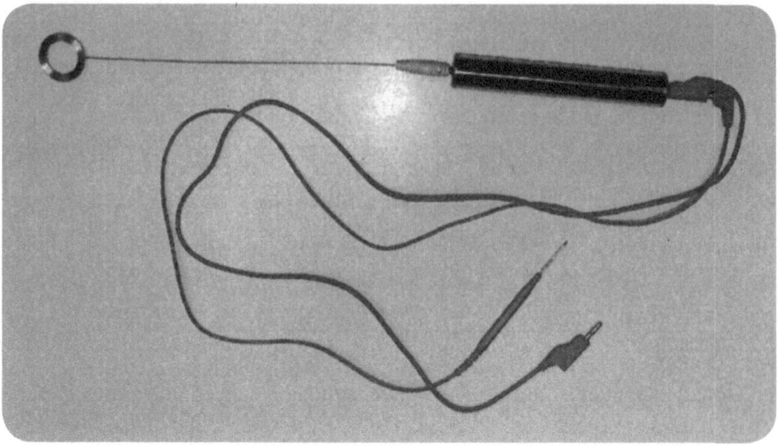

Abb. 6. Einhandrute zur Behandlung des Klienten (VivoMeter)

timeter lang und mit seinem elastischen Federdraht und dem Gewicht des Ringes eigens auf bioenergetische Schwingungen abgestimmt. Auf der anderen Seite des Handgriffs können Kabel mit Abtastelektroden eingesteckt werden.

Wenn der Ring oder die Abtastelektroden in ein bioenergetisches Feld eintauchen, reagiert das Gerät in unserer Hand auf bioenergetische Schwingungen unterschiedlichster Art. Wie man den VivoMeter handhabt und die Schwingungen deutet, lernt man am besten in einem Kurs oder in Arbeitsgruppen der *Schule der Geistheilung nach Horst Krohne®*.

Behandlungsmethoden

Das Handauflegen

Bei körperlichen Erkrankungen wie Rückenschmerzen, Verspannungen, Wunden, Gelenkbeschwerden und anderen, nicht mit

Organen verbundenen Erkrankungen hat sich das Handauflegen auf die betroffene Stelle bewährt. Aber auch bei dieser Art von gesundheitlichen Störungen gibt es immer eine Wechselwirkung mit dem Seelisch-Geistigen.

Spüren Sie in Ihre Hände hinein. Verändern Sie die Handstellungen, erspüren Sie die beste Position. Fragen Sie die Person, die Sie gerade behandeln, nach ihrem Empfinden und danach, welche Lage der Hände am angenehmsten für sie ist. Solche »Behandlungen« dauern zwischen fünf und fünfzehn Minuten. Gesprochene Affirmationen können den Heilstrom zusätzlich verstärken. Auch die mentale Anwendung von Farben hat sich bewährt.

Die Behandlung der Organe über die Meridiane

Bei schwachen oder kranken Organen bieten sich zwei Behandlungsarten an: die Meridianbehandlung an den Händen oder Füßen und die Meridian- und Organbehandlung am Körper. Bei der Meridianbehandlung an den Händen sollte der Aus- und Eintrittspunkt des jeweiligen Meridians in Ihrem Handteller liegen. Wenn Sie den Finger des Kranken, an dessen Nagelfalz der zu behandelnde Meridian liegt, mit Ihren Händen umfassen, liegen Ihre Daumen auf dem nach innen gehenden Meridian. Das ist die richtige Position.

Die Behandlung der Meridiane an den Füßen läuft ein wenig anders ab, weil die Zehen kürzer sind als die Finger. Achten Sie aber immer darauf, dass die Daumen auf den nach innen strebenden Meridianen liegen und sich das Zentrum Ihres Handtellers (= Handchakra) auf den Meridian-Endpunkten befindet. Diese Haltung hat sich als äußerst wirksam erwiesen. Ein erfahrener Heiler erreicht mit dieser Methode das gleiche Resultat wie ein erfahrener Akupunkteur.

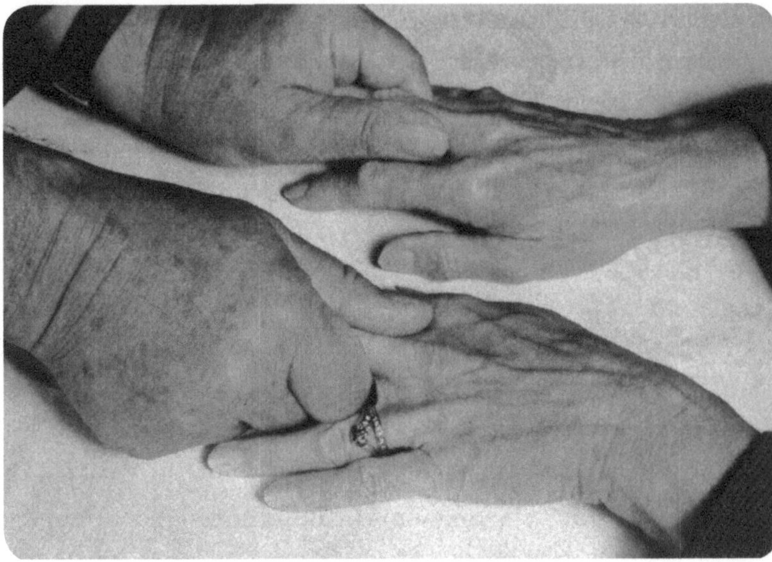

Abb. 7. Meridianbehandlung

Besonders in Kombination mit Affirmationen und Farben ist diese Behandlungsart äußerst effektiv und wirkt sehr schnell. Je nach Erfahrung des Heilers ist eine Dynamisierung des Meridians in einer bis vier Minuten erreicht.

Bei der Meridian- und Organbehandlung greift eine Hand, wie zuvor beschrieben, auf den zu behandelnden Meridian, während die andere Hand über dem kranken Organ auf dem Körper liegt. Günstig ist es, die Hände alle ein bis zwei Minuten zu wechseln: einmal die rechte Hand auf dem Organ und die linke auf dem Meridian, dann umgekehrt. Spüren Sie beim Behandeln in Ihre Hände hinein. Dann werden Sie den Heilstrom fühlen und merken, wann die Korrektur beendet ist. Das Spüren oder Erfühlen der Energie ist besonders hilfreich, wenn Suggestionen gesprochen oder Heilfarben übertragen werden.

Behandlung bei Kommunikationsstörungen der Meridiane

Meridian-Kommunikationsstörungen werden behandelt, indem man die Meridiane, wie oben beschrieben, mit beiden Händen hält. Der Unterschied zur oben beschriebenen Behandlung besteht darin, dass die rechte Hand einen anderen Meridian hält als die linke. Auch bei dieser Methode ist es vorteilhaft, die Hände nach einer bis zwei Minuten zu wechseln.

Heilmagnetismus, Mentales Heilen, Imagination

Heiltechniken wie Handauflegen, Meridianbehandlungen oder ein Ausstreichen der Aura mit den Händen können unter dem Begriff Heilmagnetismus zusammengefasst werden. Wenn Worte oder Farbaffirmationen hinzukommen, spricht man von mentalem Heilen oder vom Heilen mit Gedankenkraft. Wenn sich der Heiler den gesunden, heilen Körper des Kranken vorstellt, so ist dies Imagination. Diese drei Methoden – Heilmagnetismus, mentales Heilen und Imagination – bilden das Grundgerüst des bioenergetischen Heilens und können mit allen anderen Heilmethoden kombiniert werden. Sie sind eine Ergänzung, aber kein Ersatz für die Methoden der Schulmedizin und der Psychotherapie.

Mediales Heilen

Eine ganze Stufe höher ist das Heilen mit geistiger Energie angesiedelt. Diese geistige Heilkraft kann über unser Chakrensystem wirken. Der Heiler wird zum Kanal, zum Medium oder Vermittler für die Heilkraft. Auch beim medialen Heilen gibt es verschiedene Disziplinen. Hier die am häufigsten angewandten:

Gebetsheilung

Die Gebetsheilung wird von vielen Heilern angewandt. Sie kann im Rahmen eines Rituals ausgesprochen oder auch nur gedacht werden. Ich glaube, dass die Gebetsheilung einen fließenden Übergang zum mentalen Heilen (Heilen mit Gedankenkraft) bildet. Die Fürbitte kann Raum und Zeit überwinden. Sie ist die am meisten genutzte Fernheilungsmethode.

Verbindung mit der Geistigen Welt

Eine andere Art des Heilens beruht auf einer Verbindung mit der Geistigen Welt. Der geistige Führer, der Engel oder der Arzt aus dem Jenseits übernimmt die Heilung. Der zum Kanal gewordene Heiler überträgt die Heilinformation und befindet sich dabei in einem tranceähnlichen Zustand. Diese Art des Heilens kann man nicht einfach »tun« oder durch Denken erzwingen. Mediales Heilen erfordert ein Zurücknehmen des eigenen Willens, ein Unterordnen, eine devote Haltung nach dem Motto: »Dein Wille geschehe.«

Übertragung der Chakren-/Kundalini-Energie

Die Vorstufe zum medialen Heilen ist die Arbeit mit den eigenen Chakren, mit der Kundalini-Energie. Durch mediales Üben, durch Verinnerlichung, erwirbt man die Möglichkeit, in sich hineinzuwachsen, sich selbst in der eigenen Lebenskraft zu erspüren. Im Alleingang ist dies allerdings schwierig. Hier ist die Arbeit in Gruppen oder Seminaren angesagt. Einen theoretischen Einstieg in diese Heilmethode finden Sie in meinem Buch *Die Schule der Geistheilung.*

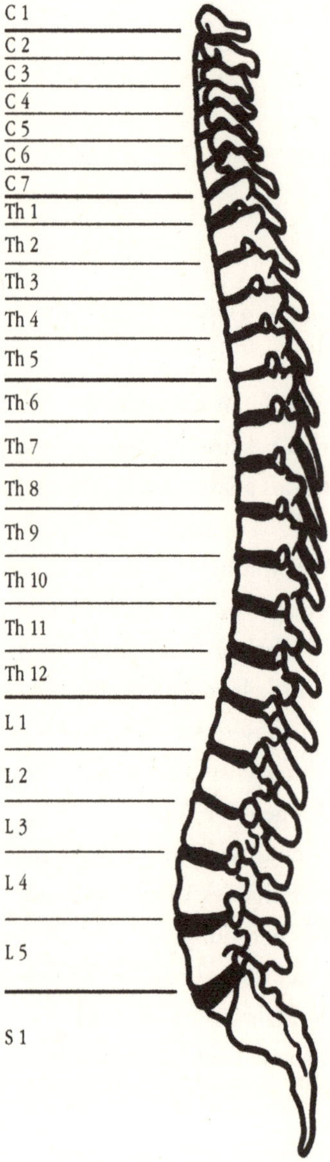

Wirbel	Versorgungsgebiete
C 1	Kopf, Hypophyse, Blutdruck, Gedächtnis
C 2	Nebenhöhlen, Augen, Ohren, Zunge
C 3	Nerven, Ohren, Zähne, Wangen, Gesichtsknochen
C 4	Lippen, Nase, Mund
C 5	Hals, Stimmbänder, Rachen
C 6	Mandeln, Nacken- und Schultermuskulatur
C 7	Schilddrüse, Schultern, Ellbogen
Th 1	Handgelenke, Hände und Finger, Speise- und Luftröhre
Th 2	Herz
Th 3	Bronchien, Rippenfell, Brustkorb, Lunge
Th 4	Galle
Th 5	Leber, Blut, Solarplexus
Th 6	Magen
Th 7	Zwölffingerdarm, Bauchspeicheldrüse
Th 8	Milz
Th 9	Nebennieren
Th 10	Nieren
Th 11	Haut, Nieren, Harnleiter
Th 12	Dünndarm, Lymphsystem
L 1	Dickdarm
L 2	Blinddarm, Bauch, Oberschenkel
L 3	Blase, Knie, Geschlechtsorgane, Gebärmutter
L 4	Ischiasnerv, Prostata, Muskeln im unteren Rücken und im Gesäß
L 5	Füße, Unterschenkel
Kreuzbein	Hüftgelenke und die dazugehörigen Gesäßmuskeln
Steißbein	Enddarm, After

Abb. 8. Versorgungsgebiete der Wirbel

Die besondere Bedeutung der Wirbelsäule

Die Wirbelsäule mit ihren Muskeln, Sehnen und Bändern hat eine übergeordnete Funktion für den gesamten Organismus, und zwar sowohl auf der körperlichen als auch auf der geistigen und der psychosomatischen Ebene.

Über das Rückenmark und die Spinalnerven, die jeweils zu beiden Seiten der Wirbel austreten, wird der gesamte Organismus gesteuert und versorgt. Wirbelverschiebungen und Verkrampfungen der umgebenden Muskeln sind oft dafür verantwortlich, dass die Spinalnerven an ihren Austrittspunkten abgeklemmt werden, was die unterschiedlichsten Störungen verursachen kann. Minimale Verschiebungen der Wirbel und Verkrampfungen der Muskeln können schulmedizinisch oft nicht diagnostiziert werden, wohl aber mit Hilfe des VivoMeters, des Pendels oder mit außersinnlicher Wahrnehmung.

Aus geistiger Sicht ist aber noch viel mehr über die Wirbelsäule zu sagen. Sie besteht aus sieben Halswirbeln (C1 bis C7), zwölf Brustwirbeln (Th1 bis Th12) sowie fünf Lendenwirbeln

(L1 bis L5) mit Kreuzbein und Steißbein (das sind ebenfalls sieben Einheiten). Die Sieben und die Zwölf haben einen hohen Stellenwert in der Zahlenmagie des Kosmos. Beispielsweise besteht die Woche aus sieben Tagen und das Jahr aus zwölf Monaten. Bei meiner Beobachtung bestimmter Krankheitsbilder fiel mir auf, dass Wirbelverschiebungen oft etwas mit zeitlichen Entscheidungen zu tun haben.

Die Muskeln, Sehnen und Bänder der Halswirbel reagieren psychosomatisch auf den Problemkreis der alltäglichen Entscheidungen (sieben Wochentage), während die Rückenmuskulatur im Bereich der zwölf Brustwirbel in einem psychosomatischen Zusammenhang mit längerfristigeren Planungen und Entscheidungen stehen (zwölf Monate). Die Muskeln, Sehnen und Bänder am unteren Ende der Wirbelsäule stehen in einem psychosomatischen Zusammenhang mit sehr langfristigen Planungen und Entscheidungen, die beispielsweise den Beruf oder den Lebensentwurf betreffen. Wirbelsäulenprobleme können also auch in Verbindung mit diesen zeitlichen Abläufen gebracht werden.

8

Anhang

Glossar

Abnabelung: Von einer Abnabelung spricht man, wenn ein Chakra keine oder nur sehr schwache energetische Verbindungen zu allen anderen Chakren hat.

Ausleitungsmethoden, Entgiftung: Schwermetalle wie Blei und Quecksilber und andere schädliche Stoffe, zum Beispiel Umweltgifte, Medikamente und vieles mehr, können durch Spirulina- oder Chlorella-Algen, Selen, Zink und andere Stoffe, aber auch im Rahmen einer Wassertherapie ausgeleitet werden.

Geisteschirurgie: Darunter versteht man durch den Heiler wirkende Kräfte, die die Materie so verändern, dass operative Eingriffe am menschlichen Körper mit bloßen Händen, also ohne Instrumente, vorgenommen werden können. Nur wenige Heiler können diese Behandlungsmethode anwenden. Hingegen beherrschen viele die Vorstufe des Materialisierens und Entmaterialisierens, die darin besteht, geistige Veränderungen am Energiekörper (Ätherkörper) vorzunehmen, die dann eine Veränderung des physischen Körpers nach sich ziehen. Dazu wird aber immer die Hilfe eines Geistführers gebraucht.

Geistführer, geistiger Helfer: Alle erfolgreichen Heiler, die ich persönlich kenne, haben nach eigenen Aussagen einen oder mehrere geistige Helfer: Engel, Geistführer oder

Ärzte aus dem Jenseits. Ohne diese geistigen Helfer ist es meiner Erfahrung nach nicht möglich, jene geistigen Energien aufzubringen, die zur Behandlung schwerster Störungen nötig sind.

Gepolte Hände: Handauflegen ist normalerweise biomagnetisches Heilen, wobei die heilende Energie aus den Handchakren und den Meridianen kommt. Beide Energiesysteme – Handchakren und Meridiane – pulsieren in einem dem Leben angepassten Rhythmus und wechseln dabei die Fließrichtung von plus (= herausfließend) nach minus (= hineinfließend). Somit hat jede Hand Plus- und Minusenergie. Geübte Heiler können auf diese Weise geistige Energien aus den Hauptchakren und der Kundalini übertragen. Eine Umpolung der Handchakren und Meridiane bewirkt, dass in einer Hand nur minuspolige und in der anderen nur pluspolige Energie fließt. So wird eine Hand zur gebenden oder abstrahlenden Hand, während die andere zur empfangenden oder aufnehmenden Hand wird. Das bedeutet eine Steigerung der Heilfähigkeit, weil Heilenergien mit der Plushand konzentriert übertragen und kranke Schwingungen mit der Minushand aufgenommen oder abgesaugt werden können. Gepolte Hände können jedoch nicht willentlich erzeugt werden. Sie werden vielmehr von geistigen Helfern – also medial – übertragen und gesteuert. Untersuchungen haben gezeigt: Ein Heiler mit gepolten Händen wird zum Kanal für geistige Heilformationen, die ungeachtet seiner eigenen körperlichen Verfassung und seines Denkens fließen. Außerdem schützt die Polung den Heiler, weil er die kranken Energien, die er absaugt, dadurch nicht selbst aufnimmt, sondern sie medial dem Geist zuführt.

Das heißt: Beim Heilen mit gepolten Händen kann der Heiler selbst nicht krank werden. Gepolte Hände sind besonders effektiv, wenn der Heiler in Tiefenentspannung beziehungsweise in Trance arbeitet.

Kommunikationsstörung: Sämtliche Energiezentren und Energiesysteme des Körpers tauschen direkt und indirekt energetische Informationen miteinander aus. Dieser Informationsaustausch beziehungsweise diese Kommunikation kann zwischen einzelnen Chakren, zwischen Chakren und Meridianen sowie zwischen den Chakren und dem Nervensystem gestört oder unterbrochen sein. Aus diesen Kommunikationsstörungen entwickeln sich Funktionsstörungen und schließlich Krankheitssymptome.

Kundalini: Die Kundalini ist eine Art Energieband, das alle sieben Hauptchakren miteinander verbindet. Dieses Energieband ist der Repräsentant unserer Lebens- oder Vitalkraft. Seine Stärke ist von der Energiedichte eines jeden Chakras abhängig. Es steht in Wechselwirkung zum Rückenmark sowie zum Meridiansystem.

Organsprache-Therapie: In der *Schule der Geistheilung nach Horst Krohne®* wurde eine Therapie entwickelt, die einen Dialog mit Organen und Körperteilen ermöglicht. Durch Organsprache-Therapie können bisher unbekannte Krankheitsverursacher entdeckt und behandelt werden (siehe auch mein Buch *Organsprache-Therapie*).

Säure-Basen-Haushalt: Ein ausgeglichener Säure-Basen-Haushalt ist äußerst wichtig für den gesamten Stoffwechsel und viele andere lebenswichtige Funktionen. Eine Entgleisung kann durch falsche Ernährung und/oder durch psychische Probleme, zum Beispiel Angst oder Groll (»sauer sein«), entstehen. Ein aus dem Gleichgewicht geratener Säure-Basen-Haushalt geht fast immer mit Störungen im Sakralchakra und im Halschakra einher.

Wassertherapie: Im Rahmen einer Wassertherapie wird tagsüber jede Stunde etwa 1/8 Liter stilles Wasser getrunken. Die reinigende Wirkung dieser Therapie beruht auf der Regelmäßigkeit der Flüssigkeitszufuhr.

Abbildungen

Die Schule der Geistheilung

Die *Schule der Geistheilung nach Horst Krohne®* wurde 1998 gegründet. Das Ausbildungsprogramm umfasst mehr als zwanzig verschiedene Heil- und Diagnosemethoden und bietet jedem Suchenden zahlreiche Möglichkeiten, seine individuellen Heilfähigkeiten und Talente weiter auszubilden.

Beim Geistigen Heilen unterscheiden wir im Wesentlichen fünf verschiedene Bereiche:

1. Heilen mit Gedankenkraft: mentales Heilen, Suggestion, Heilhypnose und Organsprache (siehe mein Buch *Organsprache-Therapie*).
2. Heilen durch Energieübertragung: Handauflegen, Meridian- und Aurabehandlung sowie die Behandlung und der Ausgleich von Chakren und Nebenchakren (siehe meine Bücher *Heilende Hände* und *Die Schule der Geistheilung*).
3. Mediales Heilen in Zusammenarbeit mit der Geistigen Welt, also mit Geistführern, Engeln und/oder Ärzten aus dem Jenseits, Gebetsheilung und Fürbitte.
4. Suchtbehandlungen sowie das Löschen von psychosomatischen Konflikten und traumatischen Erlebnissen.

5. Heilen mit außersinnlichen Diagnosen, die beim Klienten zu notwendigen Umstellungen in verschiedenen Lebensbereichen führen, und Anwendungen außerhalb der Geistheilung, zum Beispiel mittels der Radiästhesie oder Bettplatzsanierung, aber auch das Aufspüren von Unverträglichkeiten, belastendem Zahnmaterial und Umweltgiften bis hin zu physischen Blockaden (Wirbelverschiebungen). Hier ist es stets wichtig zu erkennen, wann andere Therapiemethoden zum Einsatz kommen sollten.

Alle fünf Gebiete können miteinander kombiniert werden. Meistens ist dies sogar notwendig, um einen grundlegenden Genesungsprozess einzuleiten. In allen Bereichen müssen wir davon ausgehen, dass sich keine Heilung einstellen kann, solange der Verursacher der Krankheit nicht gefunden und aufgelöst wurde. Heilung ist immer die Lösung eines Konflikts, und das bedarf in der Regel einer ganzheitlichen Behandlung. Ganzheitlich bedeutet, den ganzen Menschen zu erfassen, in der Gesamtheit seiner Umwelt und Lebensweise. Diese Ganzheitlichkeit, die zur Heilung führt, will erkannt und erlernt sein.

Jeder Heiler wächst mit seinen Erfahrungen in die Heilungsprozesse hinein und spürt erst bei der Beschäftigung mit dem Menschen, worum es wirklich geht. Mit den richtigen Methoden und einem guten Lehrer kann der Weg abgekürzt werden.

Schule der Geistheilung nach Horst Krohne®
Hannoversche Straße 36, D-31134 Hildesheim
Telefon +49 (0) 5121 1774407
www.Schule-der-Geistheilung.de
Office@Schule-der-Geistheilung.de

Horst Krohne,

Gründer der Schule der Geistheilung nach Horst Krohne®**,** entwickelte fünfzig Jahre lang ein wissenschaftlich fundiertes System, das jedem Menschen die Möglichkeit gibt, geistige Heilweisen zu erlernen und auszuüben. Der Erfolg seiner Lehrmethoden und seiner sechzehn erschienenen Bücher, darunter *Neue Sicht des Geistigen Heilens, Das Hausbuch der Geistheilung* und *Geheimnis Lebenskalender*, machten ihn zu einem der angesehensten Geistheiler in ganz Europa.

Nach einer Lehre als Feinoptiker für astronomische Instrumente/Spiegelteleskope mit Abschluss der Meisterprüfung erlernte der 1934 in Berlin Geborene auf dem zweiten Bildungsweg die Betriebs- und Verkaufspsychologie, der er eine Ausbildung zum Kosmobiologen und Astrologen sowie zum Radiästhesisten folgen ließ. Bereits 1970 stieg er aus dem Wirtschaftsleben aus und eröffnete das »Zentrum für Lebenshilfe« mit Hotel auf Teneriffa. Acht Jahre lang studierte er dort mit Heilern aus allen Kulturkreisen das Phänomen des Geistigen Heilens und begann 1985 in Deutschland, Österreich und der Schweiz mit seiner Lehrtätigkeit auf den Gebieten Radiästhesie, Heilmeditation und Geistiges Heilen. Durch seine eigene mediale Begabung und Chakra-Sichtigkeit gelang es ihm, bei vielen Menschen die Selbstheilungskräfte und heilerischen Fähigkeiten zu aktivieren. Seine Bekanntheit wuchs noch durch Fernsehauftritte im ARD, ZDF, auf RTL und ARTE. Einladungen als Referent führten ihn zu internationalen Kongressen und Messen und anderen Heiler-Veranstaltungen, wie den renommierten Basler PSI-Tagen.

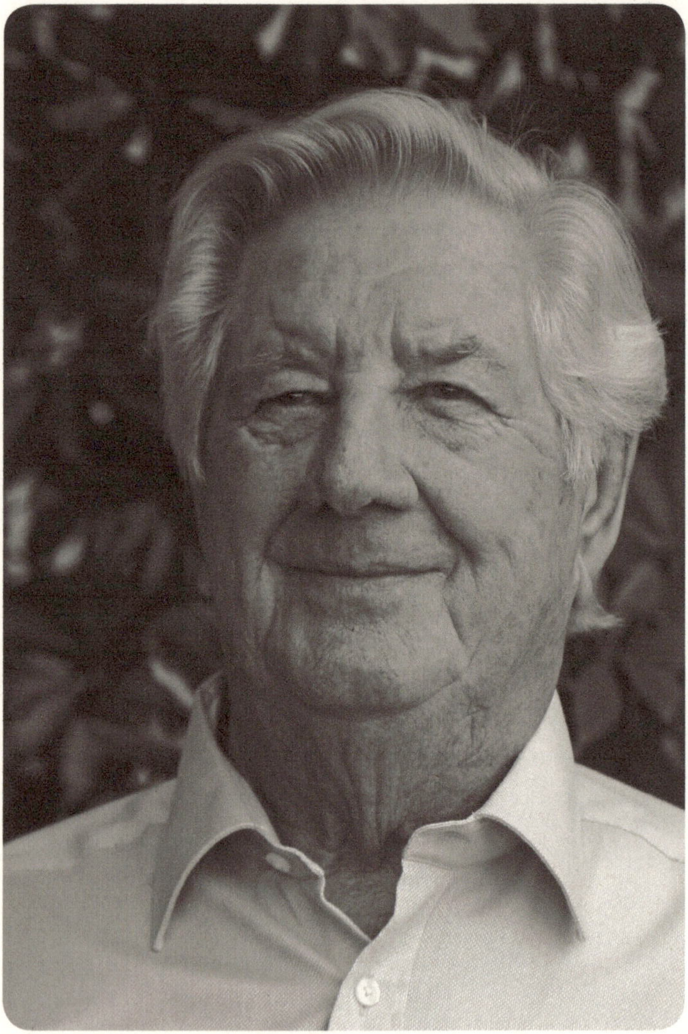

Gemeinsam mit Ärzten, Psychologen und Psychiatern erarbeitete er das Lehrprogramm der *Schule der Geistheilung nach Horst Krohne®*, die er 1998 gründete und deren Programm schon seit Anfang der 2000er Jahre von Dozenten der Schule europaweit als Aus- und Fortbildung im Bereich der Geistheilung mit Abschlusszertifikat gelehrt wird. Mit Unterstützung seiner 2021 verstorbenen Frau Anneli, die ihm auch bei den Seminaren stets mit großem Engagement zur Seite stand, etablierte er den seit 2001 bestehenden jährlich abgehaltenen »Internationalen Heiler-Kongress« und rief 2006 das Fachmagazin der Schule, den *Heilspiegel*, ins Leben.

Horst Krohne verstarb mit fast 91 Jahren am 14. Januar 2025. Zehn Jahre zuvor hatte er noch die Horst-Krohne-Stiftung gegründet zur Förderung der Wissenschaft und Forschung auf dem Gebiet der alternativen Heilmethoden.

Heilervermittlung:
www.Schule-der-Geistheilung.de
Office@Schule-der-Geistheilung.de

Werkverzeichnis

zusammengestellt von
Michael Nagula & Sigrun Grabbert-Jeß

Bücher

1999 *Die Schule der Geistheilung*, Ansata • ISBN 978-3-7787-7202-7 [HC, vergriffen]

2001 *Das kleine Buch der Geistheilung. Symptome, Krankheiten und ihre Behandlung*, mit Gertraud Erlinger, Verlag der Buchhandlung Wrage, Hamburg • keine ISBN ausgewiesen [Broschüre, vergriffen]

2002 *Handbuch für heilende Hände. Das A-Z der Übertragung von Heilenergie*, Ansata • ISBN 978-3-7787-7223-6 [Paperback, vergriffen]

2003 *Organsprache-Therapie. Neueste Methoden der Geistheilung in Verbindung mit Aura und Meridianen*, Ansata • ISBN 978-3-7787-7238-6 [HC, vergriffen]

2003 *Die Schule der Geistheilung*, Ansata • ISBN 978-3-7787-7202-7 [Paperback, vergriffen]

2004 *Geheimnis Lebenskalender. Heilen mit dem Gedächtnis des Energiekörpers*, Ansata • ISBN 978-3-7787-7268-3 [HC, vergriffen]

2005 *Das Hausbuch der Geistheilung. Soforthilfe bei Alltagsbeschwerden, Unfällen und chronischen Leiden*, Ansata • ISBN 978-3-7787-7292-8 [HC, vergriffen]

2006 *Neue Sicht des Geistigen Heilens. Zur Behandlung psychosomatischer Erkrankungen*, AMRA • ISBN 978-3-939373-01-8 [HC, Vorwort von Anneli Krohne-Hösbacher, vergriffen, eBook weiterhin erhältlich]

2007 *Geistheilung ist ansteckende Gesundheit. Wie und warum Heilung durch Energie funktioniert*, Ansata • ISBN 978-3-7787-7328-4 [HC, Vorwort von Dr. Ernst Joachim Haas, vergriffen]

2009 *Geistheilung mit dem Lebenskalender. Wie Sie Belastungen und Blockaden aus dem Gedächtnis Ihres Energiekörpers löschen*, Heyne • ISBN 978-3-453-70122-9 [Tb, vergriffen]

2009 *Das Hausbuch der Geistheilung. Soforthilfe bei Alltagsbeschwerden, Unfällen und chronischen Leiden*, Heyne • ISBN 978-3-453-70132-8 [Tb, vergriffen]

2010 *Geistheilung – Dialog mit der Seele*, Allegria • ISBN 978-3-7934-2186-3 [HC, Vorwort von Antonie Peppler, vergriffen]

2011 *Heilende Hände bei Allergie. Mit Geistheilung Allergien überwinden*, Allegria • ISBN 978-3-54874-537-4 [Tb, vergriffen]

2012 *Geheimnis Lebenskalender. Heilen mit dem Gedächtnis des Energiekörpers*, Ansata • ISBN 978-3-7787-7473-1 [HC, vergriffen]

2012 *Organsprache-Therapie. Neueste Methoden der Geistheilung in Verbindung mit Aura und Meridianen*, Heyne • ISBN 978-3-453-70205-9 [Tb, vergriffen]

2012 *Handbuch für heilende Hände. Das A-Z der Übertragung von Heilenergie*, Ansata • ISBN 978-3-778-77461-8 [Tb]

2013 *Der Geist, der mich rief. Vom Wirken der göttlichen Kraft*, Ansata • ISBN 978-3-7787-7481-6 [HC, vergriffen; als Tb im Selbstverlag ohne ISBN für Schüler erhältlich unter Info@Schule-der-Geistheilung.de]

2013 *Geistheilung – Dialog mit der Seele*, Allegria • ISBN 978-3-54874-583-1 [Tb, Vorwort von Antonie Peppler, vergriffen]

2014 *Ansteckende Gesundheit. Die faszinierenden Chancen der Geistheilung*, Heyne • ISBN 978-3-453-70265-3 [Tb, Vorwort von Dr. Ernst Joachim Haas, vergriffen]

2018 *Die Zwölf Programme des Bewusstseins. Geistiges Heilen und der Sinn des Lebens*, AMRA • ISBN 978-3-95447-185-0 [HC, Vorwort von Silke & Volker Finger, Nachwort von Angelika Mayrhofer-Battlogg, auch als eBook]

2020 *Ich möchte wissen, um zu helfen! Wie mediale Durchgaben die Heilung unterstützen*, AMRA • ISBN 978-3-95447-442-4 [HC, auch als eBook]

2022 *Neue Sicht des Geistigen Heilens. Jede Krankheit ist heilbar*, AMRA • ISBN 978-3-95447-511-7 [HC, Vorwort von Anneli Krohne-Hösbacher & Horst Krohne, Neuausgabe mit doppeltem Umfang, auch als eBook]

2022 *Die Geistige Schöpfung des Lebens. Mediale Botschaften über die Entstehung der Welt*, AMRA • ISBN 978-3-95447-550-6 [HC, auch als eBook]

2022 *Das Hausbuch der Geistheilung. Soforthilfe bei Alltagsbeschwerden, Unfällen und chronischen Leiden*, AMRA • ISBN 978-3-95447-515-5 [HC, überarbeitete Neuausgabe, auch als eBook]

2023 *Geistheilung – Dialog mit der Seele*, AMRA • ISBN 978-3-95447-560-5 [HC, Vorwort von Antonie Peppler, überarbeitete Neuausgabe, auch als eBook]

2023 *Die Zwölf Dimensionen des Lebens. Wie das Universum und unser Bewusstsein aufgebaut sind*, AMRA • ISBN 978-3-95447-673-2 [HC, Vorwort von Jürgen Fliege, auch als eBook]

2024 *Geheimnis Lebenskalender. Heilen mit dem Gedächtnis des Energiekörpers*, AMRA • ISBN 978-3-95447-513-1 [HC, überarbeitete Neuausgabe, auch als eBook]

2025 *Geistheilung ist ansteckende Gesundheit. Wie Heilung durch geistige Energie funktioniert: Fakten – Hintergründe – Chancen*, AMRA • ISBN 978-3-95447-558-2 [HC, Vorwort von Dr. Ernst Joachim Haas, Nachwort von Michael Nagula anlässlich des Todes von Horst Krohne; überarbeitete Neuausgabe, auch als eBook]

Bücher in Vorbereitung

2026 *Autobiografie eines Heilers. Der Geist, der mich rief – vom Wirken der göttlichen Heilkraft*, AMRA • ISBN 978-3-95447-558-2 [HC, überarbeitete und erweiterte Neuausgabe, auch als eBook]

2026 *Heilende Hände bei Allergie. Mit Geistheilung Allergien überwinden*, AMRA • ISBN 978-3-95447-562-9 [HC, überarbeitete Neuausgabe, auch als eBook]

2027 *Die Schule der Geistheilung. Wie jeder Mensch das Geistige Heilen erlernen kann*, AMRA • ISBN 978-3-95447-552-0 [HC, Vorwort von den Dozenten der Schule; überarbeitete Neuausgabe, auch als eBook]

2027 *Organsprache-Therapie. Neueste Methoden der Geistheilung in Verbindung mit Aura und Meridianen*, AMRA • ISBN 978-3-95447-556-8 [HC, überarbeitete Neuausgabe, auch als eBook]

2028 *Handbuch für heilende Hände. Das A-Z der Übertragung von Heilenergie*, AMRA • ISBN 978-3-95447-554-4 [HC, überarbeitete Neuausgabe, auch als eBook]

CD-Aufnahmen

2004 *Selbstheilung durch Chakra-Meditation*, gesprochen von Horst Krohne, Ansata • ISBN 978-3-7787-7269-0 [CD, vergriffen]

2007 *Meridian Heilmeditationen*, gesprochen von Horst Krohne, Ansata • ISBN 978-3-7787-7340-6 [CD, vergriffen]

2008 *Farbmeditation*, gesprochen von Horst Krohne [Doppel-CD, Bezug über »Schule der Geistheilung«]

2008 *Chakrenmeditation*, gesprochen von Horst Krohne [CD, Bezug über »Schule der Geistheilung«]

2013 *»Ist Geistiges Heilen erlernbar?«, Vortrag auf dem 1. Internationalen Kongress für Geistiges Heilen am 21./22. April 2007 in Hannover*, Nymphenburger Verlagshaus [CD]

2022 *Meridianmeditation*, gesprochen von Horst Krohne [Doppel-CD, Bezug über »Schule der Geistheilung«]

Kartenset

2004 *Auroskop. Erkennen Sie Ihre Aura-Farben!*, Ansata • ISBN 978-3-7787-7261-4 [Kartenset, vergriffen]

2015 *Auroskop. Die Aura messen, deuten, harmonisieren*, Ehm Welk Buchhandlung • ISBN 978-3-9434-8731-2 [Kartenset, deutsch und englisch; Nachdruck ohne ISBN, Bezug über »Schule der Geistheilung«]

DVDs und Filme

2012 *Die Heiler – der Film*, mit Horst Krohne und anderen geistigen Heilern, Lanakila Film [DVD]

2013 *Horst Krohne. Ich möchte wissen, um zu helfen. Filmportrait eines großen Heilers*, Lanakila Film [DVD]

2014 *Burnout. Eine Chance zum Neubeginn*, mit Horst Krohne, Lanakila Film [DVD]

2014 *Schule der Geistheilung nach Horst Krohne. Die größte Geistheilerschule Europas*, Lanakila Film [DVD]

2019 *Die Übersinnlichen. Das geheimnisvolle Potenzial der Seele*, mit Horst Krohne, Mystica Filme [DVD]

Vergriffene Bücher von Horst Krohne sind im AMRA Verlag als überarbeitete Neuausgaben in Vorbereitung. Sie können sich über den Veröffentlichungsstand informieren, wenn Sie auf www.AmraVerlag.de im Suchfeld das Stichwort »Horst Krohne« eingeben.

Bei Fragen zu Inhalten der Bücher und anderen Produkten wenden Sie sich bitte an Info@Schule-der-Geistheilung.de.

Register der Krankheiten und Symptome

C

D

E

F

G

H

I

K

L

M